GERALDINE LETHENET

MEIN LEBEN IN BALANCE

YOGA

KÖRPER UND SEELE IN EINKLANG BRINGEN

AUS DEM FRANZÖSISCHEN
VON ANTOINETTE GITTINGER

ILLUSTRATIONEN VON ISABELLE MAROGER
UND SOPHIE RUFFIEUX

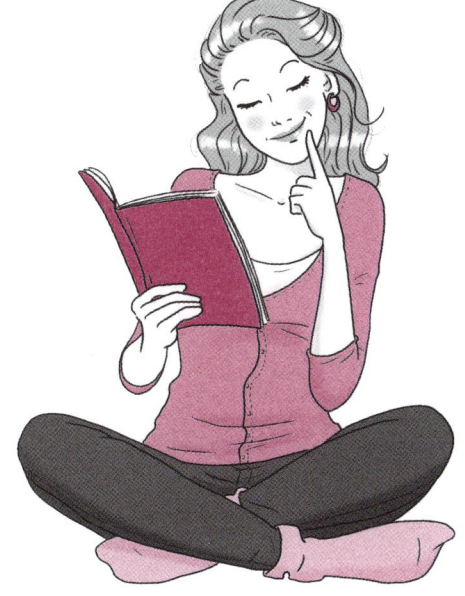

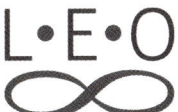

L·E·O

Inhalt

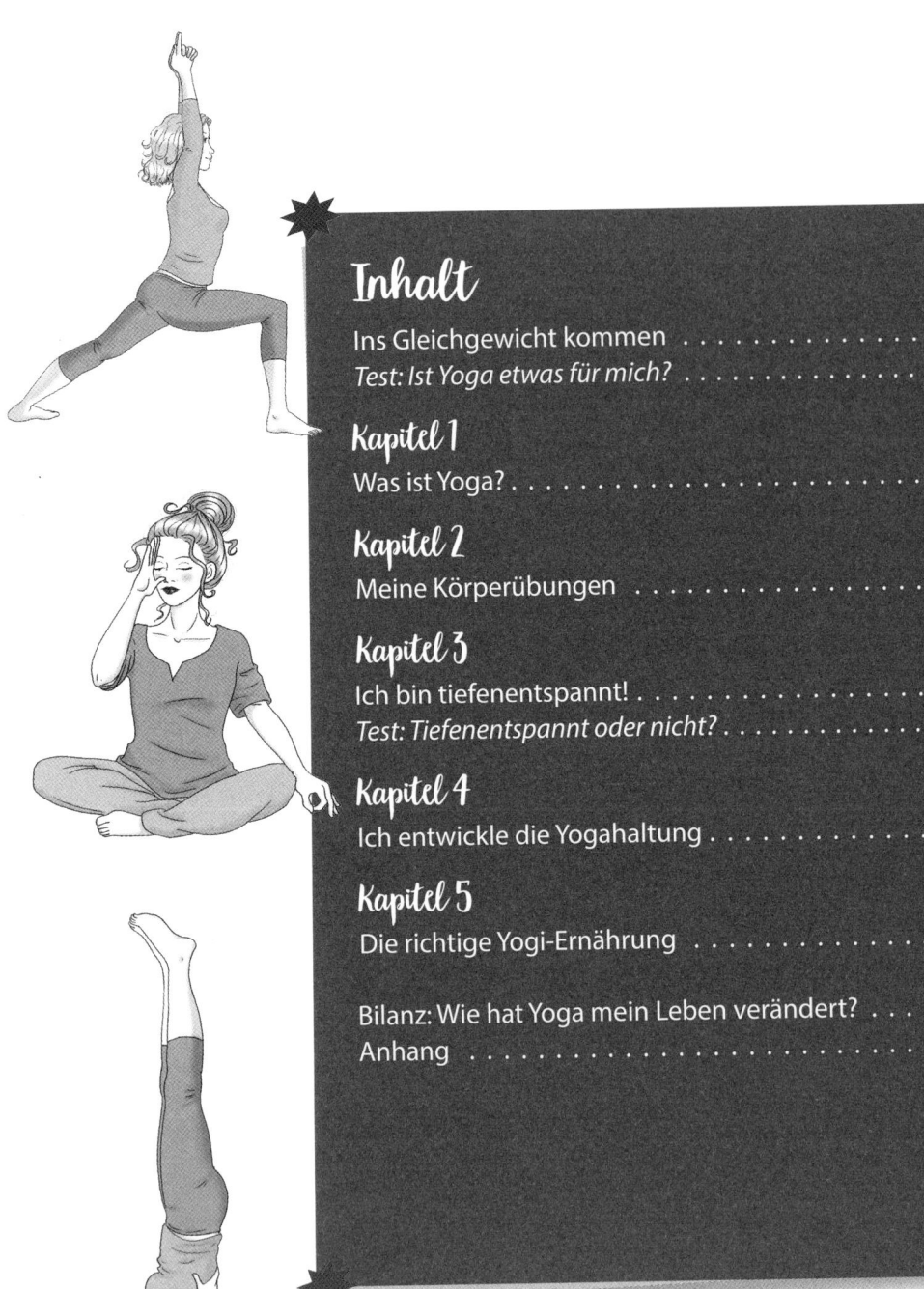

Ins Gleichgewicht kommen

Die meisten von uns suchen nach dem Sinn des Lebens und fragen sich, wie sie es schaffen können, Stress zu vermeiden, die Zeit geschickter einzuteilen und mit schwierigen Gefühlen besser umzugehen. Wahrscheinlich geht es Ihnen ähnlich, denn sonst hätten Sie wohl nicht gerade dieses Yogabuch in der Hand, das Ihnen verspricht, mehr Ruhe, Gelassenheit und körperliches Wohlbefinden in Ihr Leben zu bringen. Um Ihnen auf diesem Weg zu helfen, biete ich Ihnen eine Einführung in die vielseitige Welt des Yoga, vergleichbar mit einer Reise zwischen Körper, Geist und Seele.

In diesem Buch stelle ich Ihnen verschiedene Yogalehren vor, die die moderne Sicht des heutigen westlichen Yoga auf ideale Weise mit der Tradition und den Wurzeln des Yoga verbinden.

Zuerst machen Sie jedoch einen kleinen Test, um herauszufinden, was Yoga Ihnen persönlich bringen kann, warum und auf welche Art und Weise. Dann folgen die Übungen – solche, die für alle geeignet sind und an die sich Einsteiger problemlos heranwagen können, aber auch speziellere, für leicht Fortgeschrittene. Schritt für Schritt erkläre ich Ihnen, wie Sie die Yogakörperhaltung behutsam und effizient einnehmen, und dabei kommt auch der Spaß daran nicht zu kurz.

Sie erforschen außerdem die Meditationstechniken des Yoga, um beim Üben tiefenentspannt zu bleiben und um herauszufinden, wie Ihr Geist tickt. Dadurch erkennen Sie, wie Ihnen Yoga in Ihrem Alltag, Ihren Beziehungen oder Ihrem Berufsleben helfen kann.

Im letzten Teil dieses Buches erfahren Sie alles Wissenswerte über Ayurveda, die ganzheitliche indische Gesundheitslehre, auf die sich Yoga stützt. Ich gebe Ihnen Tipps, wie Sie sich Ihrem Typ entsprechend besser ernähren, und Sie erhalten viele Rezeptideen für köstliche und leicht zuzubereitende Gerichte.

Yoga steht häufig am Anfang großer Veränderungen – ich hoffe, dass dieses Buch Ihnen ein guter persönlicher Begleiter auf dem Weg zu einem neuen und wundervollen Lebensgefühl ist.

Viel Spaß!

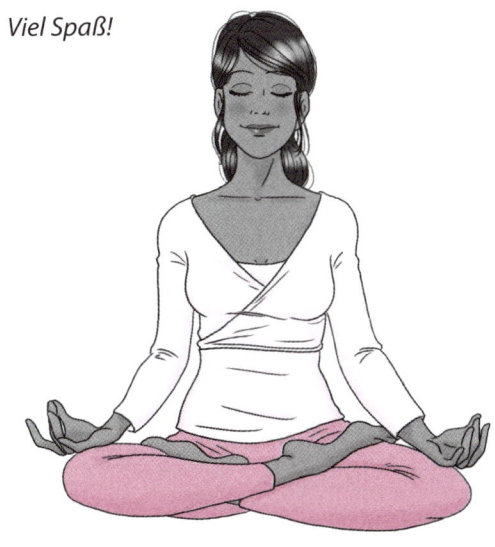

3

Test:
Ist Yoga etwas für mich?

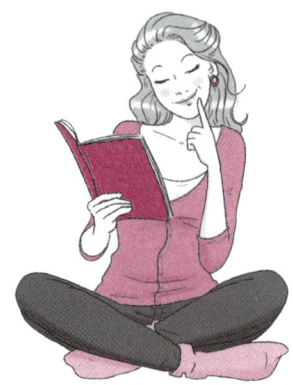

Yoga bietet eine Vielfalt von Ansätzen und Werkzeugen, die bei den unterschiedlichsten Problematiken wirken. Um herauszufinden, wie Yoga Ihnen persönlich helfen kann, müssen Sie sich erst einmal Ihre augenblickliche Lebenssituation genauer anschauen. Umkreisen Sie jeweils das Symbol vor der Aussage, die am meisten auf Sie zutrifft. Am Ende zählen Sie die Symbole zusammen und erfahren so Ihr Profil (siehe Seite 6). Schnappen Sie sich also einen Stift, und los geht´s!

Schätzen Sie Ihre Stressbelastung auf einer Skala von 1 bis 10 …
▲ 8 bis 10: Mein Leben ist ein permanenter Wettlauf gegen die Uhr.
■ 5 bis 7: Es geht so, ich komme damit zurecht, sehne mich aber nach Urlaub!
● 1 bis 3: Ich kenne eigentlich keinen Stress. Und ich lasse mich auch nicht in ein Zeit-Korsett zwängen.

Sie haben sich gerade auf die Couch gelegt, um in Ruhe Musik zu hören, als das Telefon läutet …
▲ Ich hebe selbstverständlich ab.
■ Ich prüfe anhand der Nummer, ob es dringend sein könnte, und hebe ab, achte aber darauf, mich während der Unterhaltung zu entspannen.
● Ich habe mein Telefon vorher auf lautlos gestellt und höre es gar nicht läuten.

Sie haben eine Nacht durchgemacht. Am frühen Morgen …
▲ schlucke ich eine Aspirin-Tablette und spüle sie mit einer starken Tasse Kaffee hinunter. Dann überschminke ich meine Augenringe und eile zur Arbeit.

■ stelle ich den Wecker neu und gönne mir noch zwei Stunden Schlaf – informiere aber meine Kollegin schnell per SMS über die Verspätung.
● stehe ich auf und wähle aus meinem Yogabuch eine regenerierende Übung aus, um den Tag gut durchzustehen.

Nach dem Essen haben Sie Magenschmerzen …
▲ weil ich, wie so oft, zu schnell gegessen habe.
■ weil ich Nahrungsmittel gegessen habe, die ich nicht so gut vertrage, und weil ich generell zu viele Süßigkeiten esse!
● weil ich beim Essen über ein Problem gegrübelt habe, deshalb gestresst war und jetzt mein Solarplexus blockiert ist.

Morgens sind Sie es gewohnt …
▲ aus dem Bett zu springen und mich zügig unter die Dusche zu begeben!
■ ein paar Dehn- und Gymnastikübungen zu machen und dann das Radio einzuschalten, bevor ich ins Bad gehe.
● den Himmel zu betrachten, meine Träume zu notieren und 5 Minuten lang zu meditieren, bevor ich mich auf den Weg ins Bad mache.

Die Gefühlslage bzw. die Haltung, die Sie charakterisiert:
▲ Kampfgeist
■ Liebe
● Gelassenheit

Das Gefühl, das Sie gerade am meisten umtreibt und quält:
▲ Eifersucht
■ Geiz
● Kontrollzwang

Ihr Körper ist …
▲ sehr steif.
■ eher geschmeidig, wenn auch etwas eingerostet.
● biegsam wie ein Gummiball.

Ihre aktuellen Lieblingsfarben sind …
▲ Rot, Braun, Erdfarben.
■ Blau, Grün, Federfarben und Blattfarben.
● Weiß, Schwarz oder Goldfarben, Himmel- und Sternfarben.

Sie träumen von einer Welt …
▲ voller Freude.
■ voller Frieden.
● voller Magie.

Für eine Kostümparty würden Sie sich verkleiden als …
▲ Superman oder Wonderwoman, muskulös bzw. wohlgeformt.
■ Kleopatra mit Goldkolliers und kostbaren Gewändern …
● Elf, mit spitzen Ohren und strahlenden Augen.

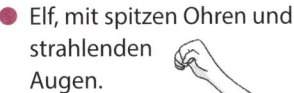

Was hat Sie zu Ihrer Berufswahl bewogen?
▲ Die finanzielle Sicherheit und die Aufstiegs- möglichkeiten.
■ Ich wollte, dass meine Eltern stolz auf mich sind, und außerdem meine Freunde verblüffen.
● Ich wollte eine angenehme Arbeits- atmosphäre und meine Neigungen ausleben können.

Wenn Sie zum dritten Mal während einer Versammlung das Bedürfnis verspüren, zur Toilette zu gehen …
▲ halte ich mich so lange zurück, bis mir ganz schlecht ist.
■ entschuldige ich mich vielmals, wobei ich knallrot werde vor Scham …
● erhebe ich mich lächelnd und erkläre, dass mein Tee wohl leider entwässernd wirkt.

Wenn Sie im Büro nicht die Meinung Ihrer Kollegen teilen …
▲ stimme ich, aus Angst vor der Ablehnung der anderen, dennoch zu.
■ schweige ich und ärgere mich wegen meiner mangelnden Redegewandtheit.
● lege ich freundlich meinen Standpunkt dar und bereichere somit den der anderen.

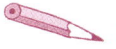 **Ziehen Sie Bilanz!**

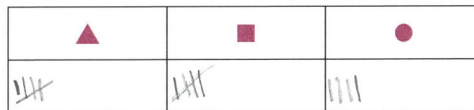

▲	■	●

5

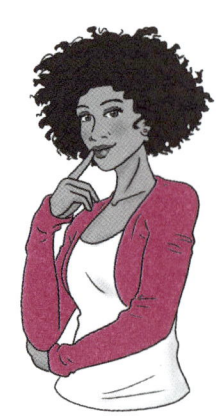

Sie haben überwiegend ▲:

Sie sind bodenständig und pragmatisch!

Eigentlich müsste man Sie einen Luftballon schlucken lassen, damit Sie etwas mehr Leichtigkeit bekämen. Ja, Yoga eignet sich für Sie. Es kann nicht nur Ihren Wunsch nach Wohlbefinden, Gesundheit und Stressbewältigung unterstützen, sondern lässt Sie auch Aspekte von sich selbst entdecken, von denen Sie bisher keine Ahnung hatten. Machen Sie sich ohne Zögern mit dieser Praxis vertraut, öffnen Sie Ihr Herz und Ihren Geist und lassen Sie die Inspiration hervorsprudeln. Willkommen auf Ihrer Yogamatte!

Sie haben überwiegend ■:

Sie haben ein großes Herz und die Seele eines Poeten!

Sie versuchen, Ihre Persönlichkeit zu entwickeln und sind eine feinsinnige Analytikerin, was Sie oft weise erscheinen lässt. Im Übrigen bemüht sich Ihr Umfeld manchmal, Ihren Analysen zu entgehen, weil diese häufig ins Schwarze treffen. Vorsicht vor Kollateralschäden!
Yoga ist auf jeden Fall für Sie geeignet! Es dient Ihnen nicht nur als Mittel der Selbsterforschung, es kann Ihnen auch dabei helfen, die Verbindung zu Ihrem Körper herzustellen, Ihren Geist zu beruhigen und Zugang zu intuitivem Wissen zu finden. Begeben Sie sich auf Ihre Matte und machen Sie sich auf die Reise.

Sie haben überwiegend ●:

Sie haben Flügel, und Ihre Wurzeln wachsen im Himmel.

Ihre Suche nach Spiritualität lässt Sie das Leben tief greifend verstehen. Um Sie auf die Erde zurückzuholen, beschweren Ihre Freunde Ihre Taschen allerdings des Öfteren mit Kieselsteinen.
Ja, Yoga ist für Sie geeignet. Die Yogapraxis ist nicht nur ein großartiges Werkzeug, um Ihre intuitiven Fähigkeiten weiter zu schärfen, sondern hilft Ihnen auch dabei, sich mehr zu erden, das heißt, Ihre Projekte zu verwirklichen und mit Ihrem Körper besser in Kontakt zu kommen. Rollen Sie Ihre Matte aus und lassen Sie die Dinge in Ihrem Alltag Gestalt annehmen.

KAPITEL 1

Was ist Yoga?

Yoga ist in aller Munde, aber was versteht man eigentlich darunter? Einige glauben, die verschiedenen Yogahaltungen und Dehnübungen seien ideal, um beweglich zu bleiben, während andere darin eine echte Philosophie sehen, Mantras rezitieren und sich vegetarisch ernähren. Und was verstehen Sie unter Yoga? Ein kleines Quiz, um Ihre Position zu ermitteln.

Für mich ist Yoga:

- [ ] Eine Lebensphilosophie
- [ ] Eine Lösung bei Blähungen und sonstigen Verdauungsproblemen
- [x] Ein Antistress-Mittel
- [ ] Ein mystischer Weg
- [x] Eine sanfte Gymnastik
- [x] Eine Technik für korrektes Atmen
- [x] Eine gute Möglichkeit, um Geschmeidigkeit und Muskeln zu erhalten
- [ ] Eine Methode, um jung und entspannt zu bleiben
- [ ] Eine spirituelle Tradition aus Indien
- [ ] Eine Praxis, bei der immer wieder dieselben Gesänge wiederholt werden
- [x] Entspannung
- [ ] Körperhaltungen, die man total lang durchhalten sollte, ohne sich zu rühren

- [ ] Eine energetische Präventivmedizin
- [x] Übungen zur Bewusstseinserweiterung
- [ ] Eine Möglichkeit, um guten Sex zu haben
- [ ] Übungen zu zweit, ob sexueller Natur oder nicht
- [ ] Schnelle und langsame Bewegungen, die den Eindruck des Abhebens vermitteln
- [ ] Techniken zum Reisen ohne Ortswechsel
- [x] Konzentrationsübungen
- [ ] Eine Lebenskunst, die alles, was existiert, mit einschließt, von der Ernährung bis zur Sexualität, von der Medizin bis zum Wohnort, von den Gedanken bis zu den Handlungen.

Was also ist Yoga?

Egal, was Sie angekreuzt haben, es ist richtig, denn alle Aussagen treffen zu – all das ist Yoga! Und sogar noch mehr. Je mehr Sie es praktizieren, desto mehr entdecken Sie neue Möglichkeiten.

> Der Begriff »Yoga«, wie er heute benutzt wird, definiert ausschließlich die Techniken, die uns zu Einklang mit uns selbst und innerem Frieden verhelfen. Genauso verwenden wir ihn auch in diesem Buch.

Yoga ist wie ein weitläufiges Anwesen, in dem es Tausende von Türen gibt, hinter denen Tausende von Überraschungen liegen. Der Begriff »Yoga« kommt aus dem Sanskrit und bedeutet, »Vereinigung«, »Integration« und »Disziplin«. Das bedeutet, dass die in unseren Alltag integrierte Praxis es ermöglicht, den »Yoga«-Zustand zu erreichen. Denn Yoga ist in erster Linie ein Zustand, der unsere Sichtweise der Welt verändert. Aber was ist das für ein Zustand?

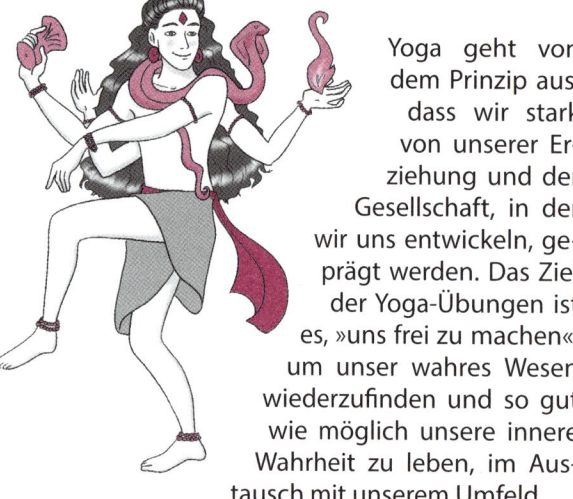

Yoga geht von dem Prinzip aus, dass wir stark von unserer Erziehung und der Gesellschaft, in der wir uns entwickeln, geprägt werden. Das Ziel der Yoga-Übungen ist es, »uns frei zu machen«, um unser wahres Wesen wiederzufinden und so gut wie möglich unsere innere Wahrheit zu leben, im Austausch mit unserem Umfeld.

Eine altüberlieferte und authentische Disziplin

Seit rund 5000 Jahren wird Yoga in verschiedenen Formen von Lehrern an Schüler vermittelt, wobei sich die Lehrenden seit jeher ihrer Zeit und ihren Schülern anpassten.

Hatha Yoga ist die im Westen wohl bekannteste Yogarichtung. »Ha« bedeutet Sonne und »Tha« Mond. Beim Yoga steht die Sonnenenergie für Tatkraft und konkretes Handeln, während die Mondenergie der Intuition und der Inspiration entspricht. Hatha Yoga möchte diese beiden Aspekte in uns in Einklang bringen, damit wir die Tatkraft in den Dienst unserer Überzeugungen stellen können. Das Gleichgewicht zwischen Körper und Geist wird über Körperübungen (Asanas), Atemübungen (Pranayama) und Meditation angestrebt. In diesem Buch möchte ich Ihnen vor allem Hatha Yoga nahebringen, da die meisten Übungen eher langsam und entspannt sind und sich somit für Einsteiger besonders gut eignen. Natürlich gibt es noch viele weitere Formen: Zum Beispiel nennt man das Streben nach

Erkenntnis, um Weisheit zu erlangen, *Jnana Yoga*. Engagiert man sich uneigennützig und ehrenamtlich, praktiziert man *Karma Yoga*, die Hingabe an einen Meister oder an ein göttliches Du findet sich im *Bhakti Yoga*, das Rezitieren von Mantras und wiederkehrenden Worten im *Mantra Yoga* und die Übungen zu zweit im *Tantra Yoga*. Geht es im Tantra um sexuelle Praktiken, spricht man vom »Roten Tantra«. Yoga hat in seinen verschiedenen Stilen die Jahrhunderte überdauert und sich dabei dennoch immer weiterentwickelt – das ist heutzutage nicht anders!

Eine Praxis für alle

Yoga ist keine Religion, sondern eine spirituelle Praxis mit vielen Facetten, die jeder, ungeachtet der Hautfarbe und Gesellschaftsschicht ausüben kann. Manchmal bezieht er sich auf die Gottheiten des hinduistischen Pantheons, doch diese sind immer als Stellvertreter für Gefühle und Ideale zu verstehen.

Die Hindu-Götter Shiva und Krishna sind in der Yoga-Tradition sehr präsent. Shiva steht für die Energie der Zerstörung, die nötig ist, wenn man Neues aufbauen will. Da Yoga eine Praxis der Veränderung ist, können Sie diese kraftvolle Energie mithilfe von Shiva heraufbeschwören. Wenn Sie sich hingegen an Krishna wenden, der die Energie der bedingungslosen Liebe darstellt (wie dies bei Jesus der Fall ist), rufen Sie die »bedingungslose Liebe ohne Erwartung« als solche an. Alle Gottheiten sind folglich »Symbole«, die es Ihnen ermöglichen, bestimmte psychische Fähigkeiten in sich zu erwecken oder anzuerkennen.

8

Die positiven Wirkungen von Yoga

Hatha-Yoga-Übungen tragen dazu bei, stabil zu bleiben, die innere Ruhe zu bewahren, wenn es hoch hergeht. Außerdem wird der Körper straffer und geschmeidiger … aber das ist längst noch nicht alles. Schnell werden Sie weitere positive Auswirkungen auf Ihre innere Haltung, Ihre Vitalität und Gesundheit feststellen. Kurzum: Mit Yoga werden Sie viel besser drauf sein und ganz nebenbei auch noch eine Pfirsichhaut bekommen.

Da beim Yoga großer Wert auf die Atmung gelegt wird, wirkt er auch auf das Nervensystem und ist somit ein ausgezeichnetes Mittel bei Stress, Konzentrations- oder Schlafproblemen.

Yoga besitzt somit die Kraft, eine tiefe Entspannung zu vermitteln. Wenn wir auf dem Yogaweg sind, bedeutet das, dass wir unsere Sinne schärfen, um die eigenen Bedürfnisse besser zu erkennen, dass wir auf unsere Gefühle achten und somit die Welt mit neuem Verständnis betrachten können:

Wir lernen, bewusst im Hier und Jetzt zu leben und anzunehmen, was ist, ohne Bewertung.

Gar nicht so einfach, stimmt! Doch es ist möglich zu lernen, Distanz zu Ereignissen zu wahren. Statt bei Ärger sofort in die Luft zu gehen oder sich grollend zurückzuziehen, erkennt man mit entsprechender Übung, was man da gerade fühlt und tut, und kann es rechtzeitig stoppen. Möglich macht das die Position als »Beobachter«. Und wenn es nicht auf Anhieb klappt, erkennen wir zumindest hinterher, dass bestimmte Ereignisse, die auf den ersten Blick komplett negativ erschienen, in Wirklichkeit hilfreich bei der Entwicklung unseres Bewusstseins waren. Beim Yoga geht man vom Prinzip aus, dass es keinen Zufall gibt und dass alles einen Sinn hat. Um diese Weisheit zu erlangen, müssen wir uns Schritt für Schritt eine von den eigenen Gefühlen und Überzeugungen losgelöstere Sicht der Dinge angewöhnen.

Was übermitteln Ihnen die alten Yogis?

Die alten Yogis behaupteten, das Hauptziel des *Yogi* (derjenige, der Yoga praktiziert) sei die Entdeckung seines wahren Wesens.

Der Augenblick der Meditation: auf dem Weg zu sich selbst

Gönnen Sie sich einen Moment der Ruhe, schließen Sie die Augen und tauchen Sie ins Innere Ihres Körpers ein. Lassen Sie Ihr Inneres auf sich wirken und konzentrieren Sie sich dann auf die gesamte Hautoberfläche. Stellen Sie sich vor, dass Sie innerhalb Ihrer Haut ein Wassertropfen sind, und sehen Sie dann den Ozean vor sich. Tauchen Sie ein und versuchen Sie zu fühlen, dass es keinen Unterschied mehr zwischen dem Tropfen und dem Ozean gibt, Sie sind zum Ozean geworden …

Sie spüren zwischen sich und Ihrer Umgebung keine Grenzen mehr.

Diese bestimmte Empfindung nennen die Yogis das Einssein.

9

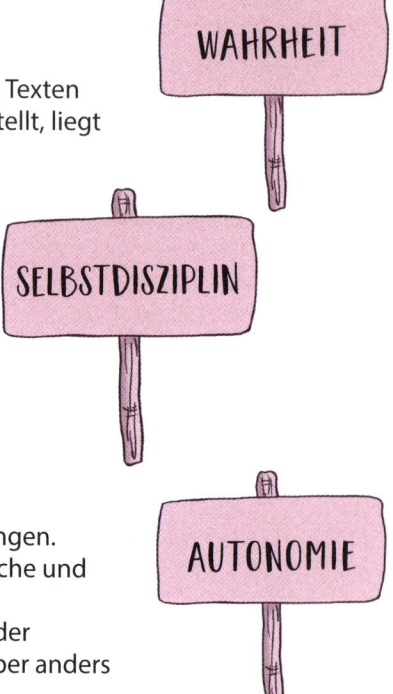

Welche Meinung haben die modernen Wissenschaftler von Yoga?
Heutzutage empfehlen Ärzte ihren Patienten Yogatechniken und Meditation, da viele heilsame Wirkungen festgestellt wurden. So helfen beide Methoden zum Beispiel bei Schlaflosigkeit, Ängsten und Depression, Alkohol- und Zigarettensucht oder Bluthochdruck. Neurologen und Quantenphysiker stellten auch den positiven Einfluss von Yoga aufs Gehirn fest ... Und heute wird Meditation in Krankenhäusern, Schulen und sogar in Gefängnissen gelehrt.

Die vier Sutren des Patanjali

In der Tradition des Hatha Yoga findet man unter den ersten Texten die *Yogasutren* des Patanjali. Da Yoga einen Lebensstil darstellt, liegt es nahe, dass ein Yogi noch vor Beginn der Praxis der Körperhaltungen oder der Atemübungen insgesamt zehn fundamentale Prinzipien verinnerlichen sollte.

❶ Weder sich selbst noch anderen zu schaden.
❷ Immer die Wahrheit zu sagen, sich selbst und anderen gegenüber aufrichtig zu sein.
❸ Anderen weder Gegenstände, Zeit noch Aufmerksamkeit zu »rauben«.
❹ Seine Energie zu bündeln (vor allem die sexuelle), um jegliche Verzettelung zu vermeiden und seine Lebenspläne intensiver zu verfolgen.
❺ Zu lernen, durch Mäßigung zum Wesentlichen vorzudringen.
❻ Sich zu »reinigen«, indem man den Körper durch innerliche und äußerliche Reinigungen behandelt.
❼ Das, was das Leben bringt, anzunehmen, dessen Sinn oder Aufgabe zu verstehen und alle Gedanken von »Das sollte aber anders laufen!« loszulassen.
❽ Die Selbstdisziplin zu intensivieren, um das mentale Potenzial zu fördern und den Hindernissen des Lebens die Stirn zu bieten.
❾ Zu versuchen, die menschliche Natur zu verstehen, entweder durch das Studium heiliger Texte oder durch die Arbeit an sich selbst, und dadurch mehr Weisheit zu erlangen.
❿ Sich dem »Göttlichen« hinzugeben. Beim Yoga ist das Göttliche nicht getrennt vom Menschlichen, wird sogar als die Essenz von allem angesehen. Diese letzte Etappe schlägt vor, das Funktionieren des obersten Prinzips, das jedes Leben bestimmt, zu untersuchen und sich ihm voll und ganz anzuschließen (häufig handelt es sich dabei um gesunden Menschenverstand!).

Energie, Chakras, Nadis: Wie funktioniert das?

Im Yoga bezeichnet **Prana** die Energie, die alles, was lebt, durchdringt: Säugetiere nehmen sie durch die Atmung auf, und Pflanzen wandeln sie durch die Fotosynthese um. Prana zirkuliert im Körper durch ein Netz von 72 000 feinstofflichen Energiekanälen, den sogenannten **Nadis.** Ausgehend von unserem zentralen Energiekanal *Sushumma*, der durch die Wirbelsäule bis zum Scheitel verläuft, verzweigen sich diese im Körper und wirken weit über die Grenzen des physischen Körpers hinaus. Die beiden Hauptenergiekanäle *Ida* und *Pingala* verlaufen rechts und links entlang der Sushumna und kreuzen sich auf ihrem Weg nach oben dreimal.

Die Sushumna durchdringt alle **Chakras.** Dies sind Energiezentren, Schnittpunkte, die Energie konzentrieren und verteilen. Es gibt Dutzende Chakras, aber man zählt sieben Hauptchakras, die den sieben Hauptdrüsen des endokrinen Systems entsprechen (das endokrine System ist die Gesamtheit aller hormonbildenden Organe und Zellen). Jedes Chakra besitzt seine Charakteristiken, entspricht einer Farbe und besitzt genaue physische und emotionale Funktionen.

Jeder Mensch hat mehr oder weniger stark ausgeprägte Nadis und Chakras, was unterschiedliche Persönlichkeiten zur Folge hat. Da Yoga uns dazu auffordert, das eigene Leben mithilfe bestimmter Übungen in die Hand zu nehmen, können Sie auf Ihre eigene Struktur einwirken, um beispielsweise geduldiger, weniger eifersüchtig oder auch kreativer zu werden.

Der Einfluss der Chakras auf die Gesundheit des physischen Körpers erklärt sich dadurch, dass die Energie mit einer viel höheren Frequenz vibriert als die Materie.

Die Zirkulationsstörungen in den Nadis, die häufig psychische Ursachen haben (Ängste, Traurigkeit, Wut), führen zu einer verminderten Aktivität der Organe, was sich durch körperliche Beschwerden und Krankheiten äußert.

Diese Störungen können entweder die Verengung der Chakras oder die Verlangsamung ihrer Drehgeschwindigkeit bedeuten und bringen uns physisch wie emotional aus dem Gleichgewicht.

Schritt 1: Spüren Sie Ihre Chakras

Nehmen Sie sich zunächst etwas Zeit, um jedes Chakra zu entdecken: Legen Sie die Hände nacheinander auf jedes einzelne Energiezentrum. Dann konzentrieren Sie sich 2 Minuten lang auf all die Gedanken, Empfindungen und Gefühle, die Sie beherrschen (auch die Ungeduld zählt dazu sowie Farben, Temperaturschwankungen … oder sogar keinerlei Empfindung!).

Erforschen Sie auf diese Weise ein Chakra nach dem anderen, bevor Sie sich auf der nächsten Seite den Informationen darüber zuwenden.

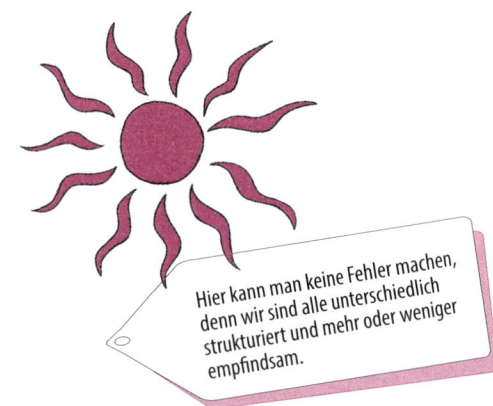

Hier kann man keine Fehler machen, denn wir sind alle unterschiedlich strukturiert und mehr oder weniger empfindsam.

11

Schritt 2: Die Geheimnisse der Chakren

 Das 1. Chakra: Wurzel- oder Muladhara-Chakra

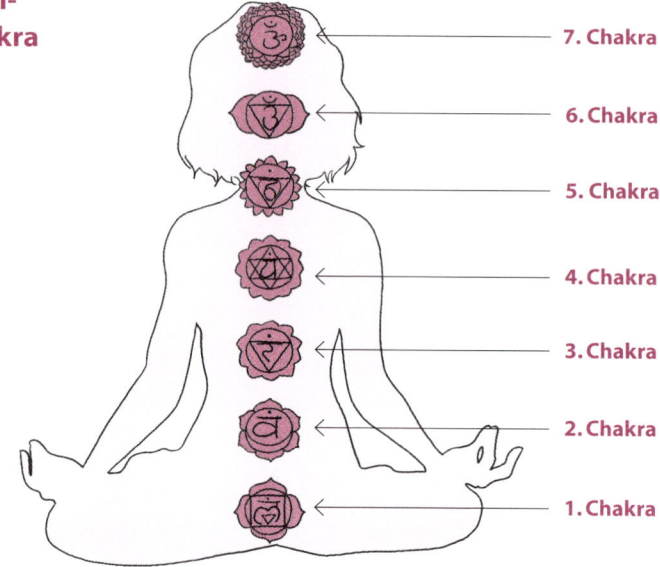

- Bedeutung: »Basis«.
- Lage: Damm und die drei ersten Wirbel.
- Sitz unserer Ur-Energie und sexueller Energie.
- Zentrum von Grundbedürfnissen: Nahrung und Unterkunft.
- Sicherheitsstreben.
- Bezug zur Wirklichkeit, Tat- und Konkretisierungskraft.
- Stabilität und Erdverbundenheit.
- Gefühle: Zuneigung, Besitzgier, Stabilität.
- Wunsch nach Verwurzelung, Vertrauen.

7. Chakra
6. Chakra
5. Chakra
4. Chakra
3. Chakra
2. Chakra
1. Chakra

 Das 2. Chakra: Sexual- oder Swadhisthana-Chakra

- Bedeutung: »Wohnort des Selbst«.
- Lage: Genitalien und Ausscheidungsorgane.
- Sitz der Inspiration, der Fantasie, der Erinnerungen des individuellen und kollektiven Unbewussten.
- Umfasst Werte der Zugehörigkeit zu einer Familie oder Gemeinschaft.
- Gefühle: Zuneigung, Sanftmut, Kreativität. Fortpflanzungstrieb und primitive Instinkte.
- Die Reinigung dieses Chakras ermöglicht es dem Menschen, sein animalisches Wesen zu überwinden.

 Das 3. Chakra: Nabel- oder Manipura-Chakra

- Bedeutung: »Die Stadt der Juwelen«.
- Lage: Solarplexus.
- Sitz der Fähigkeit, zu assimilieren und umzuwandeln.
- Überwacht die Verdauungsvorgänge.
- Ort des inneren Feuers und der Vitalität.
- Gefühle: Zorn, Angst, Ego, Stolz, Kampfgeist … Wunsch nach langem Leben.

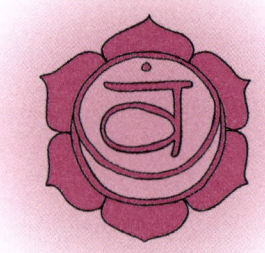

12

Das 4. Chakra: Herz- oder Anahata-Chakra

- Bedeutung: »nicht angeschlagen« (im Sinne von Klang), Pulsieren des Universums.
- Lage: Brustkorb.
- Sitz der bedingungslosen Liebe.
- Beherrscht das Herz und die Lunge.
- Eine Energie, die durch die Arme zirkuliert.
- Gefühle: Liebe und Hass. Es besteht der Wunsch zu teilen.
- Stellt das Gleichgewicht zwischen den drei unteren und den drei oberen Chakren her.

 ### Das 5. Chakra: Kehl- oder Vishudda-Chakra

- Bedeutung: »reiner Ort«.
- Lage: auf Höhe der Kehle.
- Beherrscht den Hals-, Nasen- Ohrenbereich und die Gesundheit aller Organe.
- Verbindung zu Sprechen und Schweigen. Wissensdurst.
- Passage, wo die Energie zwischen der dichten Anordnung der unteren Chakren und den subtilen Eigenschaften der oberen Chakren gereinigt wird.

 ### Das 6. Chakra: Stirn- oder Ajna-Chakra

- Bedeutung: »unbegrenzte Macht«, auch »Drittes Auge« genannt.
- Lage: zwischen den Augenbrauen, Gehirnmitte, Zirbeldrüse.
- Bezieht sich auf die mentalen Fähigkeiten, die Intelligenz, das Gedächtnis und die Konzentration.
- Die Kraft der eigenen Lebensgestaltung durch das Denken, ein Bindeglied zwischen dem physischen Körper und dem psychischen Plan. Tür zur Intuition und zum inneren Auge. Zentrum von Klarsicht, Telepathie und weiteren höheren Fähigkeiten.
- Wunsch: Selbsterkenntnis.

 ### Das 7. Chakra: Kronen- oder Sahasrara-Chakra

- Bedeutung: »tausendblättriger Lotus«, auch »Shunya« genannt (Leere, Nichts), als Zugang zum universellen Wissen und Göttlichen betrachtet.
- Lage: Scheitelpunkt des Kopfes, Fontanelle.
- Stellt den Plan der Wahrheit und der Realität dar.
- Wunsch: Vereinigung mit dem Göttlichen.

Schritt 3: Zeichnen Sie Ihre Nadis

Unter Berücksichtigung dessen, was Sie nun über die Chakras wissen, zeichnen Sie in die Abbildung auf der vorherigen Seite die Verbindungen, die in jedes Chakra hinein- und wieder herausführen, verknüpfen Sie diese miteinander und denken Sie an die Auswirkungen, die dies nach sich ziehen kann.

Wenn sich zum Beispiel die Energie des Herz-Chakras mit der des Wurzel-Chakras verbindet, wird die Handlungsfähigkeit durch das Herz motiviert. Ein weiteres Beispiel: Wenn die Energie des zweiten Chakras in das Kehl-Chakra fließt, wird die Ausdrucksfähigkeit flüssig und kreativer.

Yoga heute: Für wen und wozu?

Heutzutage ist Yoga für jeden geeignet. Da Yoga von jeher mündlich überliefert wurde und das immer noch so ist, gibt es zahlreiche unterschiedliche Yogasstile: für jedes Alter, für jeden Geschmack und für jeden Augenblick des Lebens. Wie können Sie herausfinden, welcher Yogaweg zu Ihnen passt? Beantworten Sie dafür folgende Fragen.

Welcher Yogaweg passt zu mir?

Was möchten Sie durch Yoga vor allem erreichen?

Sich nach Büroschluss abzureagieren und Stress abzubauen?

Ashtanga Yoga ist ideal für Sie. Wenn Sie eine Sequenz von aufeinanderfolgenden Bewegungen mit Pausen in statischer Haltung abwechseln und Ihre Atmung die Körperwärme erhöht, garantiert Ihnen dieser sehr athletische Yogastil, dass Sie ins Schwitzen geraten.

Ihren Körper durch fließende Bewegungen zu lockern?

Vinyasa Yoga verbindet fortlaufende, synchron mit dem Atem verlaufende Bewegungen zu einem Tanz. Die Bewegungen dieser Yoga-Art sind sowohl kräftigend als auch sanft; man spricht auch von einem Flow.

Auf allen Ebenen Ihres Seins zu arbeiten?

Integral Yoga beabsichtigt, durch die Arbeit an Körper und Geist Yoga in den Alltag zu integrieren. Die bekannteste Schule ist die von Sivananda.

Tiefenentspannt zu werden?

Yin Yoga ist eine Praxis, die auf dem Taoismus und der chinesischen Medizin basiert. Bis zu fünf Minuten lang verharrt man regungslos auf dem Boden konzentriert in einer Haltung, um die Muskeln und Faszien grundlegend zu entspannen und zu regenerieren.

Geschmeidigkeit zu erlangen und Muskeln aufzubauen?

Hatha Yoga zielt darauf ab, Kraft und Geschmeidigkeit in statischen Haltungen in Einklang zu bringen.

Ihre Grenzen zu überschreiten und die Öffnung Ihres Bewusstseins zu beschleunigen?

Kundalini Yoga ist eine im Westen entwickelte Disziplin. Seine Techniken, die ausschließlich auf das Erwecken des Bewusstseins und die Erhöhung des Energieflusses fokussiert sind, sind sehr wirkungsvoll. Die dynamischen Bewegungen und Atmungen lassen Sie Ihre Grenzen überschreiten, eine Erfahrung, die Ihnen auch bei Ihren alltäglichen Handlungen hilft. Es ist das Yoga der Krieger!

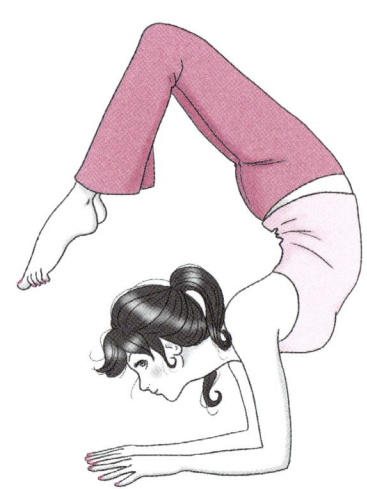

Sich von Ihren Leiden zu heilen?

Die Technik des Iyengar Yoga sorgt dafür, den Körper zu kräftigen und wieder ins Gleichgewicht zu bringen. Durch den Einsatz von Gurten, Klötzen und anderen Werkzeugen ist sie sehr präzise und eignet sich bei körperlichen Einschränkungen. Sie trägt außerdem dazu bei, Ihre Gedanken zu ordnen und dafür zu sorgen, dass Sie keine Tomaten mehr auf den Augen haben.

Die verschiedenen Schichten Ihres Bewusstseins zu erforschen und an Ihrem Lebensplan zu arbeiten?

Adi Vyjra Shakti Yoga, entwickelt von Dominique Lussan, ist eine Yoga-Art, die Kundhalini Yoga, Hatha Yoga und Einflüsse anderer Körperübungen vermischt. Dieser Yoga soll den Schüler zu veränderten Bewusstseinszuständen führen, um sein Leben zu erforschen und zu verändern.

Als Paar in höhere Sphären zu schweben?

Acro Yoga oder Partneryoga sorgt heutzutage unter den jungen Yogis für Aufruhr. Für alle, die Spaß, Wohlbefinden und starke Gefühle anstreben: Probieren Sie diese Paar-Übungen zwischen Akrobatik und Massage aus.

Tatsächlich zu schweben?

Aerial Yoga ist eine Mischung aus Yoga, Pilates und Akrobatik. Geübt wird an einem trapezförmigen Tuch, das an einem Haken von der Decke hängt. Die Vorteile: Man kann sein Körpergewicht abgeben, schont die Wirbelsäule, schafft spielend auch anspruchsvollere Positionen und fühlt sich dabei geborgen wie in einem Kokon.

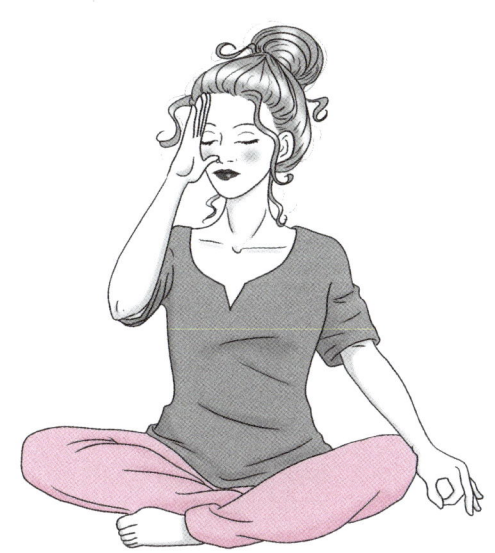

An Ihren Hormonschwankungen zu arbeiten?

Hormonyoga, von Dinah Rodrigues konzipiert, stellt eine therapeutische Technik dar, die Frauen helfen soll, mit den Symptomen von Hormonschwankungen sowie der Menopause fertigzuwerden.

Sich kaputtzulachen?

Versuchen Sie es mit **Lachyoga**. Diese Methode wurde von einem Arzt entwickelt und arbeitet mit dem Zwerchfell mittels Entspannung und Lachen, um das Gleichgewicht von Körper und Geist wiederherzustellen. Es ist eine spielerische und fröhliche Praxis, die für alle geeignet ist.

Ihre Kinder für Yoga zu interessieren?

Kinderyoga öffnet die Türen für das Körperbewusstsein, die Erforschung der Sinne, die Fähigkeit, seine Gefühle zu beobachten und sich zu konzentrieren.

Wie wählt man seinen Yogakurs?

Ständig werden neue Yogastile entwickelt und neue Yoga-Arten präsentiert, die der Essenz von Yoga mehr oder weniger treu bleiben. Yoga ist in erster Linie ein Hilfsmittel, mithilfe eines Lehrers an sich zu arbeiten. Achten Sie bei Ihrer Suche nach einem passenden Kurs auf drei grundlegende Punkte: Ihr Lehrer oder Ihre Lehrerin sollte auch das Erwachen des Bewusstseins, die Entspannung sowie die bewusste Atmung im Blick haben.

Bewusstsein ist die spezielle Fähigkeit des Menschen, sich auf eine Sache zu konzentrieren, ohne sich von seinem Gedankenfluss abbringen zu lassen.

Entspannung beinhaltet das absichtliche Loslassen von unnötigen Spannungen des Körpers, die den Organismus ermüden und das natürliche Zirkulieren der Energie verhindern. Die Entspannung ist ein Grundpfeiler der Gesundheit.

Bewusste Atmung wird im Yoga als Unterstützung der Aufmerksamkeit betrachtet. Die Beobachtung des Atems bedeutet eine Aufforderung, jeden Moment im Hier und Jetzt zu sein.

Bewusstsein, Entspannung und bewusste Atmung sind die drei Grundpfeiler der Yogapraxis. Ohne diese drei Elemente sind die Körperübungen lediglich Gymnastik und keine Yogaübungen.

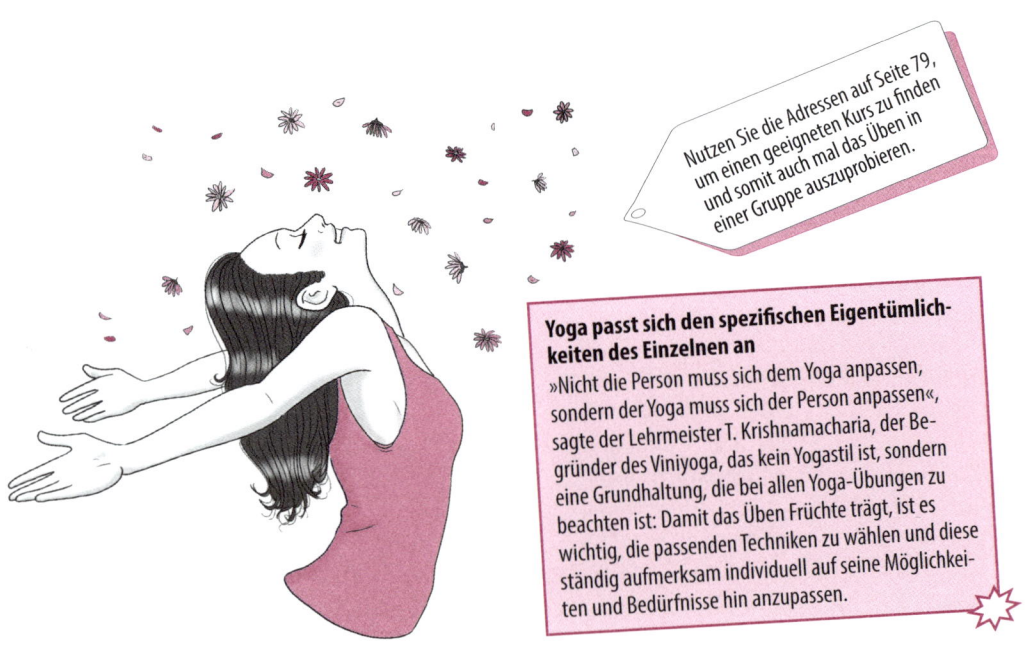

Nutzen Sie die Adressen auf Seite 79, um einen geeigneten Kurs zu finden und somit auch mal das Üben in einer Gruppe auszuprobieren.

Yoga passt sich den spezifischen Eigentümlichkeiten des Einzelnen an

»Nicht die Person muss sich dem Yoga anpassen, sondern der Yoga muss sich der Person anpassen«, sagte der Lehrmeister T. Krishnamacharia, der Begründer des Viniyoga, das kein Yogastil ist, sondern eine Grundhaltung, die bei allen Yoga-Übungen zu beachten ist: Damit das Üben Früchte trägt, ist es wichtig, die passenden Techniken zu wählen und diese ständig aufmerksam individuell auf seine Möglichkeiten und Bedürfnisse hin anzupassen.

16

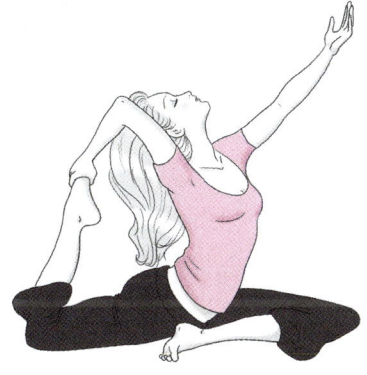

KAPITEL 2

Meine Körperübungen

Im Sanskrit nennt man eine Yogahaltung *Asana*. Der Begriff *Asana* leitet sich von »der Sitz« ab. Eine *Asana* ist also von der Etymologie her »das Einnehmen einer physisch und geistig stabilen Sitzhaltung«.

Wozu dient die Yogahaltung?

Wenn wir in die richtige **Yogahaltung** finden, wird die Zirkulation von Prana in bestimmten Nadis angeregt, und dies bewirkt tatsächlich eine Veränderung des Energieflusses in unserem Körper. Deshalb sorgen die Körperbewegungen nicht nur für einen gesunden, kräftigen Leib, sondern machen auch den Geist frei.

In alten Schriften wird Yoga als ein Mittel beschrieben, »die geistigen Schwankungen aufzufangen«. Dank einer stabilen geistigen Verfassung kann die Energie in eine bestimmte Richtung gelenkt werden.

Wenn eine ruhende, dynamische oder tänzerische Yogahaltung korrekt praktiziert wird, fließt die Energie in die gewünschte Richtung. Da die Bewegungen des physischen Körpers die Mobilisierung der Energie bewirken, werden Muskeln, Gelenke, Sehnen und Organe aktiviert, gereinigt und ebenfalls dynamisiert – eine Yogahaltung verfehlt also nie ihre Wirkung.

Als extreme Entwicklungsform des Yoga gilt der Tanz, denn damit lässt sich ein Zustand erreichen, in dem der Geist aufhört, den Körper zu kontrollieren, und zulässt, dass dieser sich frei bewegt. In diesem Fall steuert die Energie selbst die spontanen Körperbewegungen. So, wie wir zum Beispiel nach einem schmerzhaften Stoß die Hand ganz von selbst auf die betroffene Stelle legen, könnte sich auch der Körper ganz unwillkürlich in Bewegung setzen, wenn wir ihn nicht zurückhalten würden. In zahlreichen Traditionen versetzt man den Patienten durch Musik, Gesang oder Tanz in den Zustand der Trance, damit sein »innerer Arzt« tätig werden kann, ohne dass die Gedanken dazwischenfunken. Doch auch die Yogapositionen können helfen, Beschwerden zu bessern.

Je nach Yogaschule haben die jeweiligen Haltungen entsprechende Bezeichnungen. In diesem Buch werden die Sanskrit-Bezeichnungen der Lehre der *Bihar School of Yoga* und der Werke von Swami Satyananda Saraswati verwendet.

17

Erstes Geheimnis: Ich finde die korrekte Beckenhaltung

Im Yoga liegt die Quelle unserer Lebensenergie am unteren Ende der Wirbelsäule. In traditionellen bildlichen Darstellungen wird sie durch eine eingerollte Schlange an der Basis des Rückgrats dargestellt. Da die Yogapraxis vorsieht, die Energie die Chakras entlang aufwärts zur Schädeldecke strömen zu lassen, ist eine gute Beckenhaltung das A und O für einen ungehinderten Energiefluss.

Wenn Sie die korrekte Haltung des Beckens ermitteln wollen (das geht auch auf dem Bürostuhl oder im Auto), erspüren Sie die Sitzbeinhöcker und kippen Sie mit dem Becken nach vorne und nach hinten. Dabei müssen Sie den unteren Teil Ihres Rückens gerade halten, sich weder zu sehr nach hinten noch nach vorne biegen.

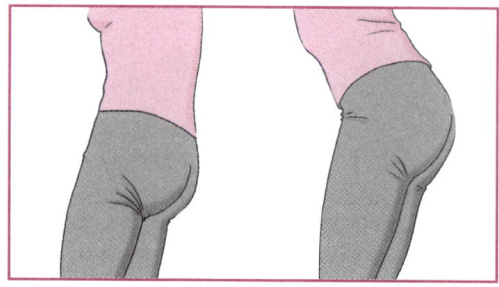

Kippen des Beckens nach vorn

Kippen des Beckens nach hinten

Kurz zusammengefasst: Die Beckenpositionen während der Yogahaltung

Das leicht nach vorne gekippte Becken ist typisch für die Cowboy-Haltung: vom Schambein in Richtung Bauchnabel, Becken leicht nach vorne gekippt.
Zurückgebeugtes Becken wie bei einer Show-Tänzerin: unterer Teil der Wirbelsäule leicht gekrümmt, Becken nach hinten gekippt.

Zweites Geheimnis: Ich lerne die richtige Atmung

Stress, starke negative Gefühle, eine über längere Zeit eingenommene Fehlhaltung des Körpers – all das verändert unsere Atmungsqualität. So verringern wir das Volumen unseres Brustkorbs, wenn wir ständig nach vorn gekrümmt sitzen, dasselbe passiert, wenn wir unter großem Stress abgehackt oder, um Gefühle von Trauer und Schmerz zu unterdrücken, ganz flach atmen … ganz zu schweigen von den Rauchern! All das beeinflusst die Sauerstoffversorgung der Zellen und die allgemeine Gesundheit des Organismus.

Wenn nicht ausdrücklich etwas anderes verlangt wird, wird beim Yoga durch die Nase geatmet. Die Luft, die durch die Nasenlöcher eindringt, versorgt *Ida* und *Pingala*, die beiden Hauptnadis, die links und rechts entlang der Wirbelsäule bis zum jeweiligen Nasenloch verlaufen, mit *Prana*. Wenn Ihre Nase verstopft ist, lassen Sie die Atemübungen aus.

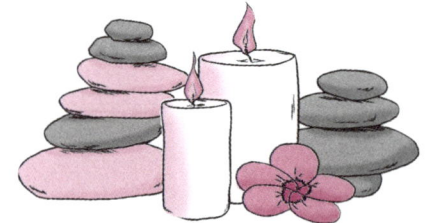

18

Wie atmet man in einer Yogahaltung?

Die Kunst des Atmens, im Yoga als *Pranayama* bezeichnet, ist eine fühlbare und sehr wirkungsvolle Praxis. Manchmal braucht man Zeit, um gewisse Übungen zu verstehen und umzusetzen, vor allem, wenn man sie ohne Lehrer absolviert.

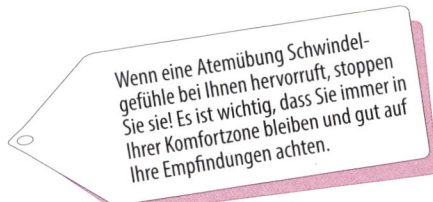

Wenn eine Atemübung Schwindelgefühle bei Ihnen hervorruft, stoppen Sie sie! Es ist wichtig, dass Sie immer in Ihrer Komfortzone bleiben und gut auf Ihre Empfindungen achten.

Die Vollatmung

Im Yoga spricht man von drei Atmungsstufen: Atmung in der Höhe des Bauchs, des Brustkorbs und des Schlüsselbeins. Die Vollatmung will alle diese Stufen aktivieren, um die Lungenflügel zu füllen und das Blut maximal mit Prana zu erfüllen.

Wie funktioniert es?
Um diese Atmung durchzuführen, strecken Sie sich auf dem Boden aus oder nehmen Sie eine bequeme Sitzhaltung ein.
Legen Sie eine Hand auf den Bauch, die andere auf die Mulde in der Mitte des Brustkorbs.
Atmen Sie zunächst nur in den Bauch hinein. Nur die Hand auf dem Bauch bewegt sich: Das ist die Unterleibsatmung.
Atmen Sie dann tief ein, wobei sich lediglich die oben aufgelegte Hand bewegt: Das ist die Brustatmung.
Legen Sie dann eine Hand zwischen die Schlüsselbeine und atmen Sie so, dass sich diese Hand bewegt: Das ist die Klavikularatmung.

Um die Vollatmung durchzuführen, müssen Sie die beschriebenen drei Atmungsarten miteinander verbinden: Atmen Sie in den Bauch, weiter in den Brustkorb und schließlich in die Schlüsselbeine und atmen Sie aus, ohne Ihre Bewegungen zu steuern.

Wann sollte ich üben?
Diese Atmung ist sehr beruhigend, praktizieren Sie sie jedes Mal, wenn Sie daran denken.

Die Feueratmung

Diese Technik wird vor allem beim Kundalini Yoga angewandt. Es ist eine reinigende und energiespendende Atmung, die die Nadis säubert und versorgt und damit stimuliert.

Wie funktioniert es?
Das Einatmen und das Ausatmen durch die Nase erfolgt kraftvoll, schnell und rhythmisch. Ziehen Sie den Bauch beim Ausatmen kräftig ein, und entspannen Sie ihn beim Einatmen. Dabei entsteht eine kleine federnde Bewegung. Der Rhythmus kann variieren, aber gewöhnlich atmet man zwei- bis dreimal in der Sekunde ein und aus. Gehen Sie bitte langsam an diese Technik heran, ohne etwas zu erzwingen. Am besten nehmen Sie eine bequeme Sitzhaltung dazu ein.

Wann sollte ich üben?
Bei bestimmten Haltungen bedient man sich dieser Atmung, sofern sie angebracht ist, und verknüpft sie mit der Sat Krya (siehe nächste Seite).

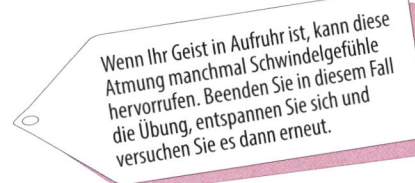

Wenn Ihr Geist in Aufruhr ist, kann diese Atmung manchmal Schwindelgefühle hervorrufen. Beenden Sie in diesem Fall die Übung, entspannen Sie sich und versuchen Sie es dann erneut.

Die Sat Krya

Wenn man in einer bestimmten Haltung die Feueratmung praktiziert, wird der Energiefluss in den Nadis aktiviert und beschleunigt. Um »sich zu sammeln« und die Energie in eine bestimmte Richtung zu lenken, kann man die *Sat Krya* praktizieren.

Wie funktioniert es?

Bevor Sie beginnen, wählen Sie ein Vorhaben aus, auf das die Energie, die Sie erzeugen, gelenkt werden soll: Dies kann etwas sein, aus dem die Erde Nutzen zieht, ein Mensch, der Ihnen nahesteht, oder etwas Wichtiges, das Sie in Ihrem Leben realisieren möchten. Sie können im Stehen oder Sitzen üben, wichtig ist nur, dass Sie aufrecht stehen oder sitzen.

Wenn Sie einen Satz aussprechen wollen, formulieren Sie ihn positiv, also: »Ich bin völlig gesund«, statt: »Ich bin nicht mehr krank«. Wählen Sie eher einen Zustand als eine materielle Bekundung, zum Beispiel: »Ich lebe in der Fülle«, und nicht: »Ich habe viel Geld«, und versuchen Sie, dieses Gefühl in sich zu wecken.

Die Technik besteht darin, die Finger zu verschränken, auch die Daumen, nur die beiden Zeigefinger bleiben gestreckt. Dann strecken Sie die Arme über den Kopf, ohne Nacken und Schultern zu verspannen. Die Zeigefinger zeigen nach oben, wie ein Pfeil, der zum Himmel weist.

Während Sie die Hände über den Kopf strecken, atmen Sie ein. Dann halten Sie den Atem an, spannen die Muskeln des Beckenbodens an (als ob Sie es sich verkneifen, zur Toilette zu gehen), konzentrieren sich auf Ihr drittes Auge, den Punkt zwischen Ihren Augenbrauen, und denken an Ihr Vorhaben.

Atmen Sie in dieser Position aus und entspannen Sie den Beckenboden wieder.

Praktizieren Sie die Sat Krya dreimal hintereinander und beenden Sie dann diese Übung, indem Sie die Arme sinken lassen und noch eine Weile nachspüren.

Wann sollte ich üben?

Zum Beispiel nach der Feueratmung, in jeder dynamischen oder nichtdynamischen Haltung, jederzeit (ohne Bewegung der Arme ist das sogar in öffentlichen Verkehrsmitteln möglich).

Unabhängig von weiteren Yogaübungen können Sie eine Minute im Sitzen die Sat-Krya-Haltung mit den Armen über dem Kopf einnehmen und dabei die Feueratmung praktizieren.

Wenn Sie in Ihrem Leben einen neuen Zustand herbeiführen wollen, praktizieren Sie über drei Monate hinweg jeden Morgen zunächst eine Minute lang die Feueratmung in der Sat-Krya-Haltung und danach üben Sie die eigentliche Sat Krya, bei der Sie sich auf Ihr Vorhaben konzentrieren.

Wie kann ich emotional ausgeglichener werden und meine Vitalität steigern?

Erde-Himmel-Erde-Atmung

Diese Atmung verknüpft die Erdenergie, also die Fähigkeit zu handeln, mit der Himmelsenergie, das heißt der Fähigkeit, sich inspirieren zu lassen … Je nach tagesaktueller Stimmung ist eine Atmung ausgeprägter als eine andere.

Wie funktioniert es?
Sie können diese Atmung in jeder Körperhaltung durchführen. Wichtig ist lediglich ein gerader Rücken. Bei dieser Übung bleibt der Körper reglos, aber Sie müssen aufmerksam dem Atem folgen: zuerst fünfmal beim Einatmen die Energie von unten nach oben und beim Ausatmen von oben nach unten führen. Nach einer kurzen Pause die Energie diesmal fünfmal von oben nach unten und beim Ausatmen von unten nach oben fließen lassen.
Sie können an den Fußsohlen beginnen und die Energie bis zum Scheitel hochführen oder sich vorstellen, vom Mittelpunkt der Erde zu starten und sie bis ins Zentrum des Universums zu bringen. Und dann das Ganze umgekehrt!

Wann sollte ich üben?
Sie können diese Übung noch vor Ihrer Yogasitzung durchführen, entweder morgens nach dem Aufstehen oder zu jeder Tageszeit, wenn Sie das Gefühl haben, sich zu verzetteln.

Quadratische Atmung

Diese Atmung stellt eine Stabilisierungstechnik dar. Aufgrund ihrer ausgewogenen und symmetrischen Struktur drosselt sie schnell die Hirntätigkeit. Außerdem stärkt sie das Gefühl des Verwurzeltseins.

Wie funktioniert es?
Die Atmung wird in vier gleich lange Phasen eingeteilt: In bequemer Sitzhaltung einatmen, mit gefüllten Lungen die Luft anhalten, ausatmen, mit leeren Lungen die Luft anhalten. Sie können dabei jeweils bis vier zählen oder anfangs auch kürzer – wie es für Sie passt.
Üben Sie so lange, bis es Ihnen leichtfällt.
Wenn Sie fortgeschritten sind, zählen Sie anschließend bis fünf, dann bis sechs und dann bis sieben. Ideal wäre, sieben Zyklen zu durchlaufen und dabei immer bis sieben zu zählen.
Um die Übung zu beenden, atmen Sie, nachdem Sie mit leeren Lungen die Luft angehalten haben, wieder normal. Achten Sie dabei auf Ihre Empfindungen – welche Wirkung hatte die Übung auf Sie?

Wann sollte ich üben?
Sie können diese Übung jederzeit durchführen, um Ihre innere Ruhe wiederzufinden.

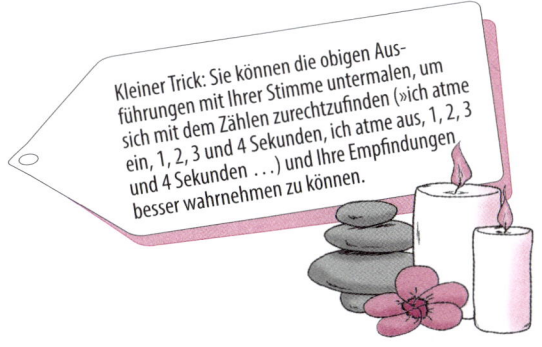

Kleiner Trick: Sie können die obigen Ausführungen mit Ihrer Stimme untermalen, um sich mit dem Zählen zurechtzufinden (»ich atme ein, 1, 2, 3 und 4 Sekunden, ich atme aus, 1, 2, 3 und 4 Sekunden …«) und Ihre Empfindungen besser wahrnehmen zu können.

Die Nadi-Shodhana-Wechselatmung

Diese Atmung dient als einleitende Übung für die fortgeschrittenen Meditationsübungen; sie macht den Geist ruhig und gelassen und versorgt das Blut gut mit Sauerstoff.

Da Ida und Pingala in den Nasenlöchern enden, kann man sie durch die Atmung stimulieren.

● **Ida ist die Nadi der Mondenergie,** dem Wesen nach weiblich, befindet sich auf der linken Körperhälfte. Ida öffnet, wenn sie stimuliert wird, die Türen von Entspannung, Innenschau und Kreativität.

● **Pingala, auf der rechten Seite, ist die Nadi der Sonnenenergie,** dem Wesen nach männlich, aktiviert das Bewirkende, das Nach-außen-Gehen und das Ausstrahlende. Die Wechselatmung ermöglicht es, diese Kräfte in uns auszugleichen.

Wie funktioniert es?

Das Prinzip besteht darin, die Atmung zwischen dem rechten und dem linken Nasenloch abzuwechseln.

Nehmen Sie eine bequeme Haltung ein und halten Sie den Rücken gerade.

Legen Sie die Spitze des Zeige- und des Mittelfingers auf die Daumenkuppe, wie hier rechts abgebildet, und halten Sie mit dem Daumen und dem Ringfinger beide Nasenlöcher leicht zu.

Schauen Sie ruhig nach vorne und führen Sie die Hand zur Nase und nicht umgekehrt. Drehen Sie nicht den Kopf, lassen Sie ihn auch nicht nach vorne fallen. Wenn Ihr Arm ermüdet, nehmen Sie den anderen.

Atmen Sie durch das linke Nasenloch ein, indem sie den Ringfinger davon lösen, ohne Ihren Atmungsrhythmus zu verändern, und

halten Sie das rechte mit dem Daumen zu. Dann atmen Sie durch das rechte Nasenloch aus, indem Sie den Daumen davon lösen, und halten dabei das linke mit dem Ringfinger zu. Atmen Sie dann durch das rechte Nasenloch ein und halten dabei das linke zu, atmen Sie dann durch das linke aus und halten dabei das rechte zu.

Führen Sie diese Übung gelassen und lautlos aus. 14 Tage lang 5 Minuten täglich, dann 14 Tage lang 10 Minuten täglich. Steigern Sie das Ganze 14 Tage lang auf 20 Minuten täglich, sofern es Ihnen Spaß macht. Wechseln Sie erst dann zur nächsten Phase, wenn Ihnen die Übung zusagt.

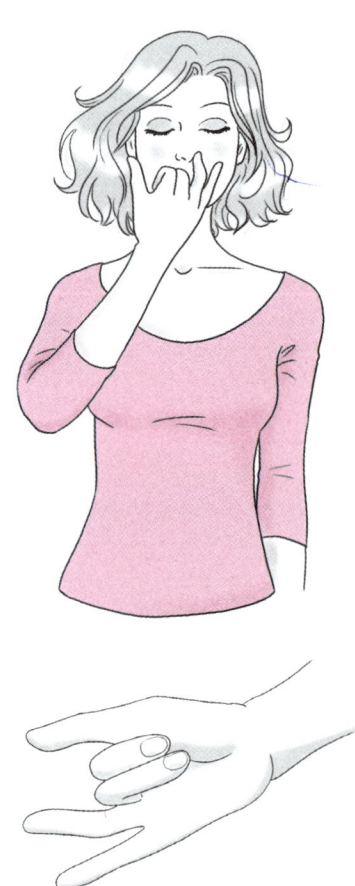

22

Sobald Sie mit den Atmungszyklen im Einklang sind, nutzen Sie die Atmung als Unterstützung.

Wenn Sie rechts einatmen, denken Sie: »Ich atme Kraft, Energie und Licht in meine gesamte rechte Körperhälfte ein.«

Wenn Sie links ausatmen, denken Sie: »Ich atme die Trägheit, Introvertiertheit und alles, was mich bedrückt, aus.«

Wenn Sie links einatmen, denken Sie: »Ich atme Frieden, Sanftmut und Ruhe in meine gesamte linke Körperhälfte ein.«

Wenn Sie rechts ausatmen, denken Sie: »Ich atme den Zorn, die Erregung und die schlechten Gedanken sowie alles, was mich bedrückt, aus.«

Sie können sich dabei ein rotes Licht vorstellen, das durch das rechte Nasenloch in Sie hineinfließt, ein violettes Licht, das durch das linke Nasenloch in Sie hineinströmt und schwarzen, mit Aschepartikeln versetzten Rauch, der beim Ausatmen aus Ihnen herausströmt (ein Symbol für das, was Sie nicht mehr brauchen) und zur Erde zurückkehrt, um dieser als Kompost zu dienen.

Wann sollte ich üben?

Nach den Yoga-Übungen und vor der Entspannung oder Meditation, und zwar in einem gut gelüfteten Raum.

Wenn Sie vor einer wichtigen Besprechung, bei der Sie sich zum Beispiel durchsetzen müssen, Ihre Handlungsfähigkeit anregen wollen, führen Sie die Übung durch, indem Sie nur rechts ein- und links ausatmen. Sollten Sie den Wunsch nach Schlaf oder Sanftmut haben, dann verfahren Sie umgekehrt.

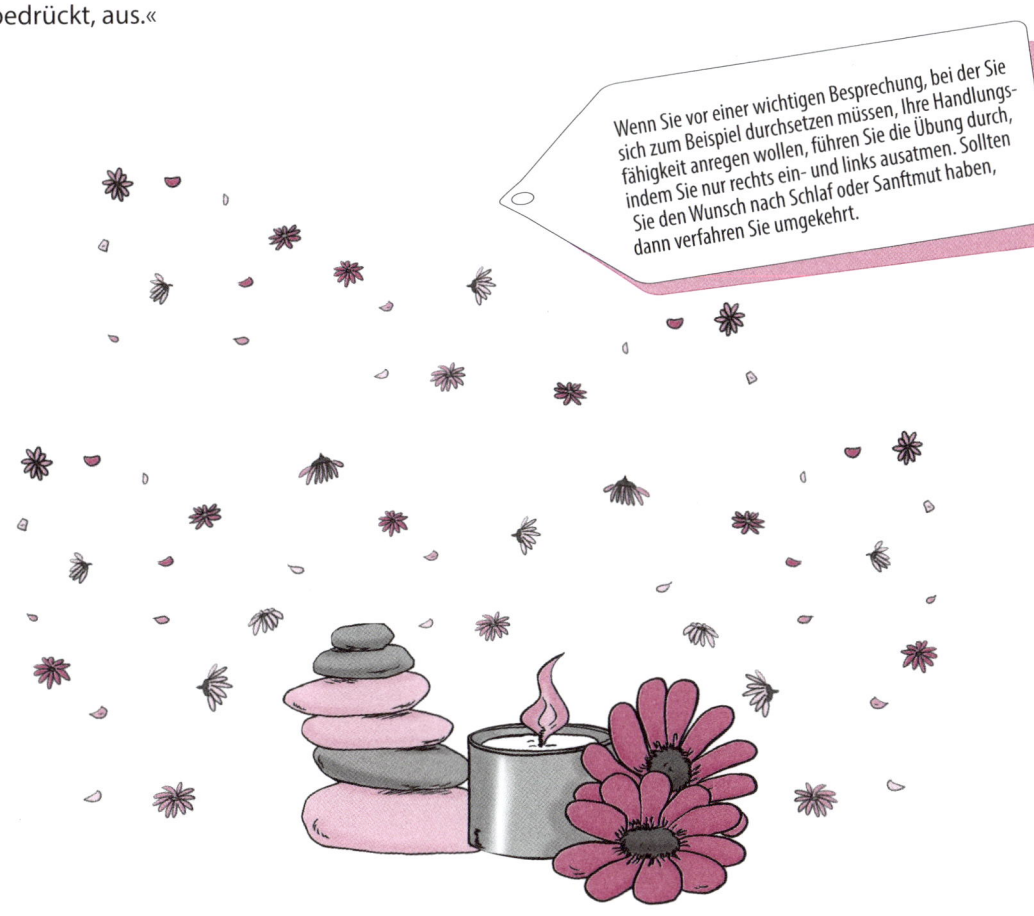

23

Mein Yogaprogramm zum Einstieg

Positionen, die Körper und Geist stärken

Werden die Gelenke bewegt, die Muskeln und Sehnen beachtet, die inneren Organe massiert und der Herzschlag angeregt, versorgt dies unsere Zellen mit Sauerstoff und stimuliert die Ausscheidung von Giftstoffen – beste Voraussetzungen also, um gesund zu bleiben. Ein orientalisches Sprichwort lautet: »Pflege deinen Körper, damit deine Seele darin verweilen mag.« Nachdem der Körper gereinigt, gestärkt und gelöst ist, kann die Energie frei fließen, was auch die Psyche stärkt und flexibler macht. So sind wir viel eher in der Lage, Schwierigkeiten und Mühen auszuhalten, wir können uns besser konzentrieren und Entscheidungen treffen. Ein gesunder Geist ist zutiefst von Freude erfüllt. Mit einem entspannten und gestärkten Körper und einer stabilen, starken und fröhlichen geistigen Verfassung besitzen Sie die idealen Voraussetzungen, um Ihr Leben sinnerfüllt und vertrauensvoll führen zu können.

Ein paar praktische Ratschläge zu Beginn

Wenn Ihr Körper untrainiert ist, beginnen Sie behutsam und vorsichtig. Im Zweifelsfall fragen Sie vorher Ihren Hausarzt um Rat!

Wie lange soll ich praktizieren?
Für die nicht so Sportlichen
Wenn Sie nicht regelmäßig Sport treiben oder sich gerade nach einer Krankheit erholen oder Medikamente einnehmen oder eine zarte Gesundheit haben oder sich sehr erschöpft oder deprimiert fühlen, fangen

Sie besser behutsam mit kurzen Sitzungen an: zunächst drei- bis viermal pro Woche zwischen 10 und 15 Minuten.

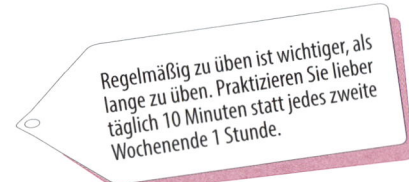

Regelmäßig zu üben ist wichtiger, als lange zu üben. Praktizieren Sie lieber täglich 10 Minuten statt jedes zweite Wochenende 1 Stunde.

Und dann …
Sobald Sie sich dazu in der Lage fühlen, planen Sie täglich eine kleine Yogasitzung von 10 bis 15 Minuten ein. Und dann gehen Sie, wenn Sie fit genug sind, zu Sitzungen von 20 bis 30 Minuten über, und zwar vier- bis fünfmal pro Woche. Die kurzen Sitzungen erfolgen an den übrigen Tagen. Wenn Ihre körperliche Verfassung gut ist und Sie die Zeit dazu haben, planen Sie schließlich täglich 1 Stunde Yoga ein.
Falls Sie immer eine gute Ausrede finden, um die »Yogamatte nicht ausrollen zu müssen«, versuchen Sie herauszubekommen, was Sie hemmt, was Sie vielleicht nicht zulassen wollen oder sich nicht erlauben … Sie dürfen es sich wert sein! Im Allgemeinen zählt der erste Schritt: Wenn Sie erst mal auf der Matte Platz genommen haben, werden Sie nicht mehr aufhören wollen!

Gönnen Sie sich nach jeder Übung 2 bis 3 Minuten Entspannung, reglos auf dem Boden ausgestreckt, und beobachten Sie, wie die Energie frei durch Ihren Körper fließt und welche Wirkung die Übungen bei Ihnen entfalten.

Verpflichten Sie sich!

Nehmen Sie einen Bleistift und halten Sie Ihr Yoga-Programm schriftlich fest.
Heute (notieren Sie das Datum!): _10.06.2024_
verpflichte ich mich, mindestens _15_ **Minuten Yoga** _4-5_ **Mal pro Woche**
zu praktizieren. Und zwar bis zum _30.06.2024_

Seien Sie so realistisch wie möglich, um Ihrer Verpflichtung auch nachkommen zu können, denn nichts ist frustrierender, als seinem Vorhaben ständig hinterherzuhinken. Besser streben Sie kleine Teilziele am Anfang an und führen dann mehr von dem aus, was Sie geplant haben, als sich zu viel vorzunehmen und immer nur die Hälfte zu schaffen.

Durch die handschriftliche Verpflichtungserklärung verankern Sie Ihr Vorhaben erst richtig. Radieren Sie die Angaben immer wieder aus und ersetzen Sie diese durch neue.

Wann und wo sollte ich üben?

Von jeher wird Yoga bei Sonnenaufgang mit leerem Magen praktiziert, und zwar in einem gut gelüfteten Zimmer, das Ihnen genug Platz bietet. Probieren Sie es aus, denn Ihre Sinne sind morgens und mit nüchternem Magen viel wacher. So ist auch die Wirkung von Yoga viel effizienter.

Wie sollte ich üben?

Tragen Sie bequeme Kleidung, möglichst aus Baumwolle oder aus Naturgewebe.
Legen Sie eine Yogamatte, ein Handtuch oder ein Tuch auf den Boden, um den Platz abzugrenzen, Ihre Knie zu schonen und nicht auszugleiten. Hochwertige Yogamatten sind rutschfest und verformen sich nicht. Wählen Sie möglichst eine Matte aus Naturgewebe.
Achten Sie bei den aufeinanderfolgenden Übungen auf die Überleitungen! Versuchen Sie bei Ihren Yogaübungen, alle Bewegungen bewusst und fließend auszuführen. Führen Sie die Bewegungen zwischen den Übungen anmutig aus – und die Anmut wird generell in Ihrem Leben Einzug halten.

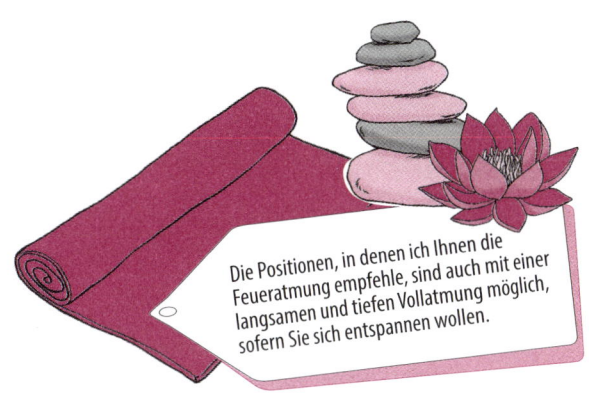

Die Positionen, in denen ich Ihnen die Feueratmung empfehle, sind auch mit einer langsamen und tiefen Vollatmung möglich, sofern Sie sich entspannen wollen.

Drei aufeinanderfolgende Übungen zur Lockerung des Körpers

Um all Ihre Muskeln aufzuwärmen, Ihre Gelenke zu lockern und die Energie ungehindert in Ihrem Körper fließen zu lassen, führen Sie diese drei Übungen nacheinander durch und atmen dabei bewusst.

Wie eine Schlange: Pada hastanasana

Dehnt die Wirbelsäule und kräftigt die Beine

Diese dynamische Bewegungsform stimuliert den Energie- und Blutfluss im gesamten Körper, erleichtert den Fettabbau, die Ausscheidung von Giften und verhindert Verstopfung. Die Beschleunigung des Blutflusses regeneriert das Gehirn und regt den gesamten Stoffwechsel an.

Wie funktioniert die Übung?

Ausgangsposition: Stellen Sie sich aufrecht hin, die Füße hüftbreit parallel, eine Hand auf den Unterbauch gelegt, die andere auf die Unterseite des Rückens.

Lassen Sie das Becken nach vorne und nach hinten kippen und spüren Sie dabei die Bewegung Ihrer Hände.

Beginnen Sie mit kleinen Bewegungen und vergrößern Sie diese nach und nach.

Achten Sie darauf, dass sich die Bewegung auf die gesamte Wirbelsäule auswirkt, strecken Sie dann die Arme nach oben über den Kopf, bis Ihr Körper anfängt, sich zu dehnen, das Becken nach hinten gelagert. Dann beugen Sie das Becken vor und senken den Bauchnabel, die Brust, dann die Schultern und den Kopf, bis der Bauch möglichst die Schenkel berührt. Ihre Knie sind angewinkelt und Ihr Kopf ist entspannt. Der untere Teil des Rückens bleibt leicht gekrümmt.

Die Rückwärtswölbung des Beckens hebt den Oberkörper an und »entrollt« den Rücken Wirbel um Wirbel.

Lassen Sie schlangengleich die geschmeidige Bewegung dem Anstoß der Beckenwippe folgen.

Praktizieren Sie dabei eine langsame und gleichmäßige Vollatmung: Atmen Sie erst ein, indem Sie den Oberkörper anheben, und atmen Sie aus, indem Sie ihn sinken lassen. Sie können diese Atmung auch umdrehen: Atmen Sie ein, indem Sie den Oberkörper senken, und atmen Sie aus, indem Sie ihn wieder anheben. Prüfen Sie den Unterschied von einer Atmung zur anderen.

Beginnen Sie zwanglos mit einem natürlichen Rhythmus. Wenn das problemlos gelingt, versuchen Sie, den Rhythmus zu beschleunigen. Mit etwas Training kann man diese Übung sehr schnell durchführen.

Wiederholen Sie die Bewegung zwanzigmal hintereinander.

Variante: Praktizieren Sie beim Üben statt der Vollatmung wie auf Seite 19 beschrieben die Feueratmung. Zum Abschluss üben Sie die Sat Krya (siehe Seite 20) dreimal hintereinander, im Stehen, die Arme zum Himmel hochgestreckt und dann dreimal nach vorn gebeugt mit hängendem Kopf, die Hände zur Erde gestreckt.

Wann sollte ich üben?

Am besten morgens auf nüchternen Magen oder zu Beginn der Sitzung, um den Tag nach einer Erde-Himmel-Erde-Atmung zu beginnen.

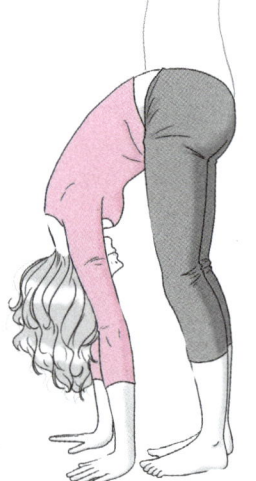

26

Wie eine Spirale: Kati Chakrasana (Variante)

Dynamische Drehung, um Spannungen im Rücken zu lockern

Die Drehbewegungen ermöglichen es, im Alltag komplizierte Situationen besser zu bewältigen. Diese Übung stärkt auch die Taille, den Rücken und die Hüften. Sie lockert Verspannungen der Wirbel und macht eine Wespentaille.

Wie funktioniert die Übung?

Ausgangsstellung: aufrecht, die Arme hängen seitlich am Körper nach unten, das Becken befindet sich in neutraler Position, die Füße stehen schulterbreit auseinander. Sie können die vier Positionen hintereinander ausführen, ohne die Bewegungsdynamik zu unterbrechen. Seien Sie sich dabei immer Ihrer vertikalen Achse bewusst und atmen Sie ruhig und entspannt.

Halten Sie das Becken und die Wirbelsäule gerade, wie eine Achse zwischen Himmel und Erde, und vollführen Sie eine Bewegung mit der Schulter, um den Oberkörper zum Drehen zu bringen. Die Arme fliegen entspannt mit der Bewegung. Am Ende der Drehung lassen Sie die Hände mit einem leichten Klaps auf dem Rücken landen, um den Energiefluss in Höhe der Nieren in Schwung zu bringen. Wiederholen Sie die Bewegung zwölfmal.

Legen Sie anschließend die Hände auf die Schultern, die Ellbogen in Höhe der Schultern: Nun ist es die Drehbewegung der Ellbogen, die den Oberkörper mitzieht. Wiederholen Sie die Drehbewegung zwölfmal auf jeder Seite.

Verflechten Sie die Finger miteinander, legen Sie die Hände auf den Kopf und lockern Sie die Ellbogen. Die Schultern und die Ellbogen beziehen den Oberkörper in die Drehung mit ein. Setzen Sie die Drehbewegungen zwölfmal fort.

Nehmen Sie die Sat-Krya-Position ein, die Arme über den Kopf gestreckt, die Finger ineinander verschränkt und die Zeigefinger zum Himmel gestreckt. Dann praktizieren Sie 12 Drehungen. Erzwingen Sie nichts, drehen Sie sich nur so weit, wie es problemlos möglich ist.

Führen Sie abschließend die Hände in die Gebetshaltung, bevor Sie sie lösen und noch etwas nachspüren.

Wann sollte ich üben?

Am besten morgens auf nüchternen Magen, gleich zu Beginn Ihrer Yogasitzung nach der Übung »Wie eine Schlange«, wenn Sie das Bedürfnis haben, den Rücken zu entspannen. Gut passt es auch vor dem Essen, um die Verdauung anzuregen.

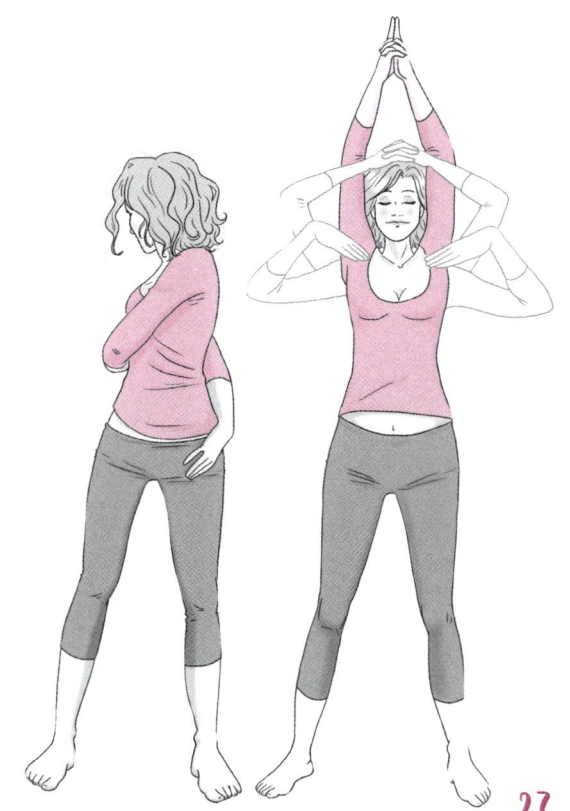

27

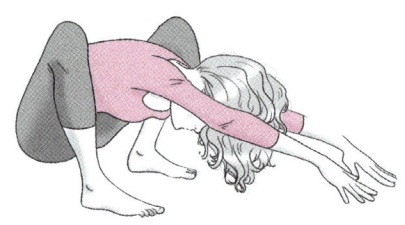
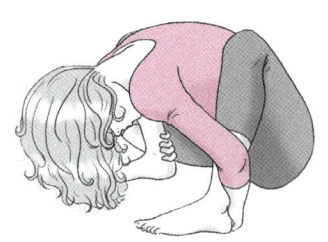
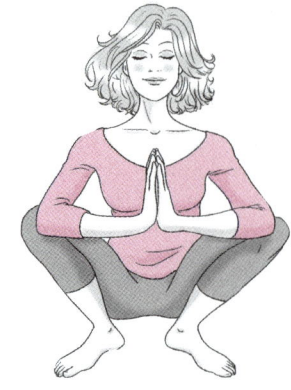

Namaskara erhebt sich in die Lüfte

Diese Übung versetzt Ihren gesamten Körper in Bewegung. In erster Linie sind Knie und Hüften gefordert. Doch auch die inneren Organe werden stimuliert, Beine, Rücken und Schultern gestärkt und das Becken wird geöffnet.

Wie funktioniert die Übung?

Ausgangsstellung: kauernd, die Füße schulterbreit und leicht nach außen gedreht. Falls Ihre Fersen den Boden nicht berühren, stützen Sie diese mit einem Hilfsmittel. Legen Sie die Hände zwischen den Knien auf den Boden auf, die Fingerspitzen zeigen zueinander (wie ein Frosch)!

Atmen Sie ein und führen Sie den rechten Arm in einem Halbkreis nach oben, während Sie der Hand mit dem Blick folgen. Die Handfläche zeigt zu Ihnen. Oben angekommen drehen Sie die Hand, sodass die Handfläche nach außen zeigt, und bringen ausatmend den Arm zur Mitte zurück. Die Schultern bleiben entspannt, die Wirbelsäule gestreckt.

Atmen Sie ein und heben Sie dabei den linken Arm im Halbkreis nach oben, drehen Sie die Hand nach außen. Atmen Sie aus und führen Sie den Arm zur Mitte zurück.

Atmen Sie ein und drehen Sie die Hände, sodass die Finger nach vorn zeigen. Schieben Sie nun die Fingerspitzen nach vorn (Abbildung links oben). Biegen Sie dabei das Kreuzbein (Po) nach unten, das Becken geht in dieser Stellung automatisch nach vorn. Der Blick ist zum Boden gerichtet. Der Kopf in einer Linie mit der Wirbelsäule, der Nacken lang.

Atmen Sie aus, und während Sie die Arme zu sich heranziehen, rollen Sie den Rücken so gut wie möglich Wirbel für Wirbel ab, als ob Sie sich zu einer Kugel zusammenrollen wollten, das Becken nach hinten geschoben. Umfassen Sie die Fersen mit den Händen (siehe Abbildung Mitte). Ziehen Sie das Kinn ein wenig ein und atmen Sie so weit wie möglich aus.

Atmen Sie ein und rollen Sie, um den Oberkörper aufzurichten, den Rücken Wirbel für Wirbel ab. Platzieren Sie die Ellbogen auf die Innenseite der Knie, die Hände gefaltet und den Rücken so gerade wie möglich. Drücken Sie dann gegen die Knie, um das Becken zu öffnen (siehe Abbildung rechts).

Atmen Sie aus und kehren Sie zur Ausgangsstellung zurück.

Wiederholen Sie die Übung drei- bis fünfmal. Abschließend strecken Sie sich auf dem Boden lang aus und spüren der Übung nach.

Wann sollte ich üben?

Am besten morgens auf nüchternen Magen, nach der Übung »Wie eine Schlange«.

28

Mein Yogaprogramm – die nächste Stufe

Wenn Sie die Übungen auf den vorherigen Seiten regelmäßig gemacht haben, müsste Ihr Körper schon lockerer und kräftiger geworden sein. Vielleicht treiben Sie ja auch ohnehin viel Sport? Mithilfe des neuen Programms, das ich Ihnen auf diesen Seiten zeige, können Sie Ihre Yogakenntnisse auf jeden Fall erweitern.

Entsprechend Ihrer körperlichen Fitness können Sie die Übungen des vorigen Kapitels als Aufwärmübungen praktizieren. Wenn Sie sehr fit sind, können Sie eine Yogasitzung mit dem »Sonnengruß« einleiten, und zwar nachdem Sie mehrmals die Erde-Himmel-Erde-Atmung (siehe Seite 21) absolviert haben, um die Sinne zu öffnen.

Der Sonnengruß: Suryanamaskara (Variante)

Es gibt verschiedene Varianten des Sonnengrußes. Diese Variante besteht aus einer speziellen Bewegungsabfolge, um die Gelenke und Muskeln zu lockern und die inneren Organe zu kräftigen.

Wie funktioniert die Übung?

❶ Ausgangsstellung: aufrecht, Rücken gestreckt, das Becken in neutraler Stellung, die Füße nahe aneinander oder leicht gespreizt, um es bequemer zu haben, die Hände vor der Brust aneinandergelegt. Führen Sie in dieser Position mehrere Vollatmungen durch, um sich für die Übungen aufzuwärmen. Lockern Sie die Schultern und den Unterkiefer.

❷ Atmen Sie ein, führen Sie die Arme nach oben und strecken Sie sie mit gefalteten Händen gen Himmel. Schauen Sie hinauf zu den Daumen: Die Vorderseite des Körpers ist gedehnt, das Becken nach hinten geschoben.

❸ Beugen Sie sich ausatmend mit langem Rücken vor und stellen Sie die Hände neben die Füße. Der Oberkörper befindet sich möglichst nah an den Schenkeln. Winkeln Sie die Knie dabei leicht an. Um die Spannung in den hinteren Schenkelpartien zu lösen, halten Sie den Kopf locker und den Rücken gerade.

❹ Atmen Sie in der »Stuhlhaltung« ein: Die Knie sind angewinkelt, das Becken nach vorne gekippt, die Schenkel fast parallel zum Boden, die Arme werden seitlich über den Kopf geführt und gestreckt, der Rücken ist gerade.

❺ Während Sie ausatmen, strecken Sie die Beine und führen die Arme hinter den Rücken. Verflechten Sie dort Ihre Finger und heben Sie die Hände nach oben, neigen Sie dabei den Oberkörper sowie den Kopf nach unten. Lassen Sie die Knie angewinkelt, damit die Rückseite der Beine nicht spannt.

❻ Öffnen Sie die Hände und führen Sie einatmend die Arme nach unten, dabei heben Sie das Gesicht nach oben, halten den Rücken gestreckt, das Becken nach vorne gekippt, die Knie leicht angewinkelt und legen die Hände um die Knöchel oder die Schenkel, entsprechend Ihrer Gelenkigkeit. Atmen Sie so nach vorne gebeugt aus, Kopf, Schultern und Kiefer gelockert.

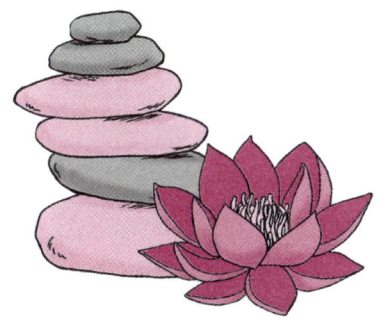

29

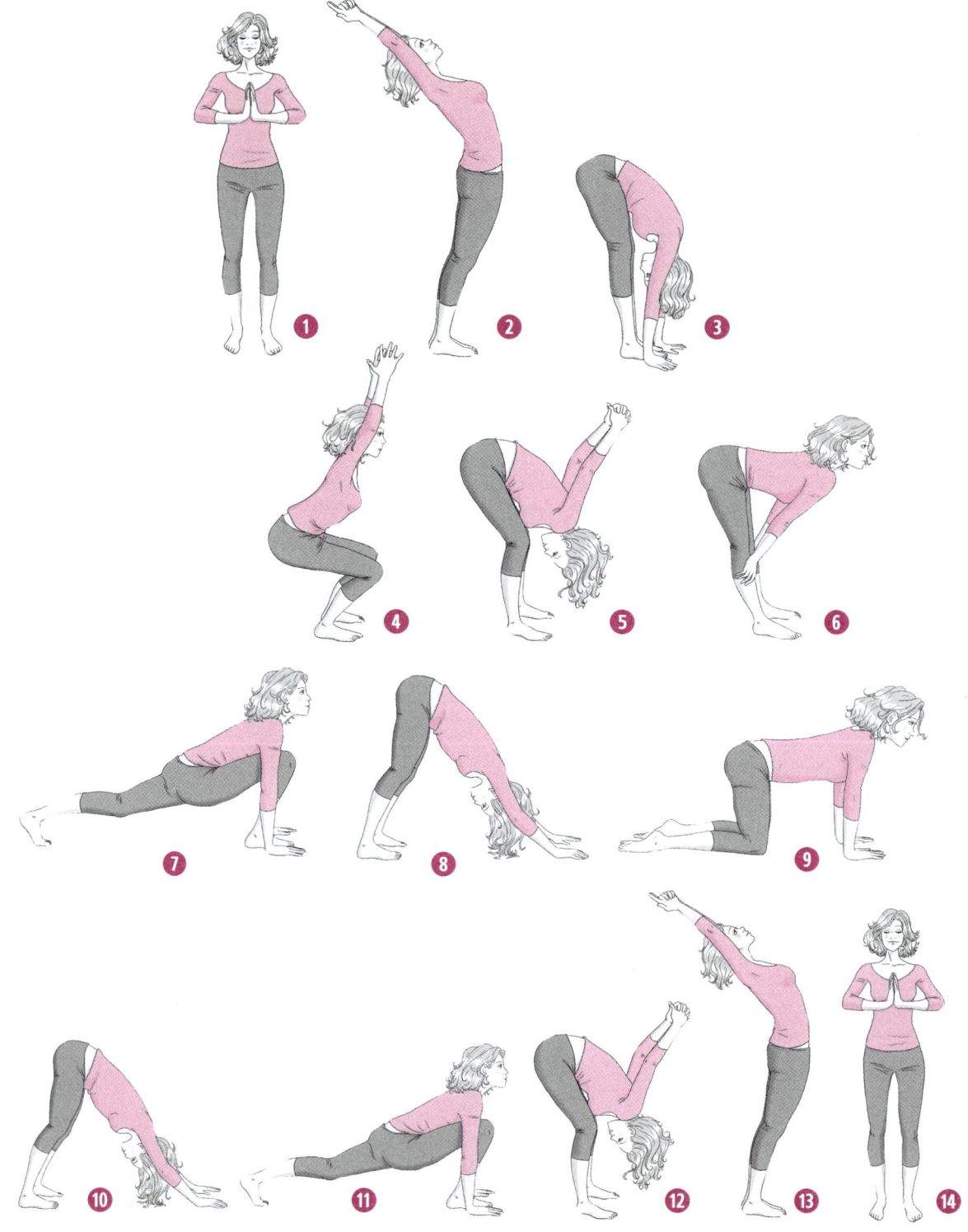

7 Atmen Sie in der »halben Bretthaltung« ein: Bringen Sie das linke Bein nach hinten in die Ausfallposition, die Zehen sind aufgestellt, das Bein ist gestreckt. Winkeln Sie das rechte Bein in einem Winkel von 90 Grad an. Das rechte Knie befindet sich über dem Knöchel, die Hände liegen flach auf dem Boden, die Fingerspitzen sind in einer Linie mit den Zehen, der Rücken ist so gerade wie möglich, der Blick nach vorne gerichtet, wie der des Rennläufers am Startblock.

8 Atmen Sie im »herabschauenden Hund« aus, den Kopf gesenkt: Ziehen Sie den rechten Fuß nach hinten und schieben Sie sich nach oben. Dabei strecken Sie Arme und Beine. Winkeln Sie die Knie leicht an, wippen Sie mit dem Becken und den angewinkelten Knien leicht nach hinten, sodass Ihr Rücken möglichst lang wird. Halten Sie den Kopf locker! Die Fersen berühren den Boden.

9 Atmen Sie in der »Katzenhaltung« ein: Auf Zehenspitzen berühren die Knie den Boden. Dann kommen Sie in den Vierfüßlerstand, indem Sie die Füße ganz ablegen. Atmen Sie mehrere Male ein und aus und bewegen Sie dabei Ihre Wirbelsäule genussvoll in alle Richtungen. Lassen Sie die Raubkatze in sich los! Fauch!

Machen Sie einatmend wieder einen geraden Rücken im Vierfüßlerstand.

10 Stellen Sie die Zehen auf und schieben Sie sich ausatmend erneut nach hinten und oben in den herabschauenden Hund, Fersen am Boden, langer Rücken, Kopf gesenkt.

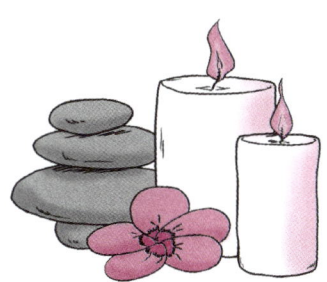

11 Atmen Sie in der »halben Bretthaltung« ein und bringen Sie dazu wieder den rechten Fuß nach vorn zwischen die Hände, sodass die Fingerspitzen in einer Linie mit den Zehen sind (Sie können Ihrem Bein auch mit einer Hand etwas nachhelfen).

12 Strecken Sie, um sich aufzurichten, das rechte Bein, führen Sie beide Beine nebeneinander und bringen Sie die Arme auf den Rücken. Verschränken Sie die Hände, heben Sie die Arme nach oben, neigen Sie dabei den Oberkörper sowie den Kopf nach unten und atmen Sie aus.

13 Atmen Sie ein, wie bei der »Schlangenhaltung«: Kippen Sie das Becken vor, lösen Sie dabei die Hände, richten Sie den Oberkörper auf und bringen Sie die Arme über die Seiten nach oben und strecken Sie in der Gebetshaltung zum Himmel. Schauen Sie hinauf zu den Daumen: Die Vorderseite des Körpers ist gedehnt, das Becken nach hinten geschoben.

14 Atmen Sie aus und kehren Sie in die Ausgangsstellung zurück.

Wann sollte ich üben?

Absolvieren Sie diese Sonnengruß-Variante anfangs langsam und aufmerksam jeden Morgen, 14 Tage lang, zweimal auf jeder Seite, um die Positionen zu verinnerlichen.

Wenn Sie die Asanas beherrschen, können Sie den Rhythmus beschleunigen: Praktizieren Sie die folgenden 14 Tage lang zwei langsame Sonnengruß-Übungen und dann eine schnellere.

Sobald Ihnen die Übungsabfolge gut vertraut ist, nehmen Sie den Sonnengruß in Ihr tägliches Programm auf und beginnen Sie immer mit irgendeiner Aufwärmübung.

Wecken Sie den Krieger in sich!

Die Kriegerhaltung (Virabhadrasana) verbessert die Beweglichkeit der Hüfte, kräftigt den gesamten Körper und fördert den Gleichgewichtssinn. Außerdem stärkt sie Entschlossenheit, Durchhaltevermögen und die Fähigkeit, Entscheidungen zu treffen.

Wie funktioniert die Übung?

Ausgangsstellung: aufrecht, das Becken in neutraler Position, die Arme nach unten gestreckt, die Handflächen nach vorne gerichtet. Führen Sie zur Vorbereitung ein paar Vollatmungen durch.

Atmen Sie ein und machen Sie mit dem rechten Bein einen Ausfallschritt nach vorn. Führen Sie die Hände zur Taille. Drehen Sie den linken (hinteren) Fuß leicht nach außen (in einem Winkel von 45 Grad, wenn dies mit Ihrem linken Knie möglich ist). Beugen Sie das rechte Bein so, dass sich das Knie über dem Knöchel befindet. Die Hüfte ist gerade, Fersen sind am Boden.

Atmen Sie aus und strecken Sie die Arme mit verschränkten Händen vor der Brust aus; die Hände nehmen die Sat-Krya-Position (siehe Seite 20) ein.

Strecken Sie in dieser Haltung die Arme über den Kopf und atmen Sie ein. Führen Sie beim Ausatmen die Hände so tief wie möglich zum Schambein. Achten Sie darauf, Ihre Schultern beim Heben und Senken der Arme locker zu lassen.

Wiederholen Sie die Übung zwölfmal, den Blick auf einen Punkt vor sich geheftet, und praktizieren Sie dabei die Feueratmung. Gehen Sie dann zur Sat Krya über.

Nach den drei Durchläufen bringen Sie die Hände zur Taille, drehen Sie sich auf den Füßen und führen Sie die Übung auf der anderen Seite durch.

Gehen Sie zum Schluss wieder in die Ausgangsstellung und beobachten Sie, wie die Übung sich auswirkt.

Wann sollte ich üben?

Die Kriegerhaltung aktiviert das innere Feuer und die Handlungsenergie. Am besten führen Sie sie morgens auf nüchternen Magen durch. Sie kann Ihnen bei fehlender Motivation den nötigen Kick geben. Wenn Sie die Übung 5 Minuten pro Tag »kurmäßig« anwenden, bis Ihre Energie sich verändert, unterstützt Sie das bei der Realisierung Ihrer Projekte. Versuchen Sie es! Der Krieger ist sehr wirkungsvoll und eine gute Stütze für Sie im Alltag.

Sie können die Atmung bei den vorgeschlagenen Übungen variieren und statt Feueratem die Vollatmung machen. Sie können auch die Atmung umkehren, indem Sie zum Beispiel nach unten einatmen und nach oben ausatmen, wenn das Gegenteil vorgeschlagen wird. Erforschen und beobachten Sie Ihre verschiedenen Empfindungen! Yoga ist eine lebendige Kunst, jeder Übende trägt zu seiner Entwicklung bei.

Wenn die Ferse nicht den Boden berührt, verringern Sie die Entfernung zwischen Ihren Füßen.

32

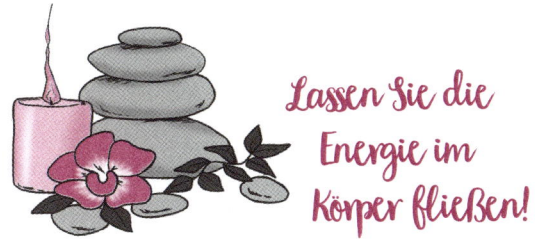

Lassen Sie die Energie im Körper fließen!

Diese Übung hilft Ihnen dabei, zu erkennen, wo Sie im Leben gerade stehen, und ein Bewusstsein für Ihre Chakras zu entwickeln. Die Bewegungen stimulieren die inneren Organe und aktivieren den Energiefluss in allen Nadis. Die Übung trägt auch dazu bei, die Energie in die Wirbelsäule zu leiten.

Wie funktioniert die Übung?

Ausgangsposition: im Schneidersitz mit geradem Rücken, lockerem Becken, die Hände auf den Knien. Stellen Sie sich eine stabförmige Achse parallel zu Ihrer Wirbelsäule vor. Entlang dieser Achse befinden sich sieben Goldringe, jeweils einer in Höhe eines Ihrer Chakras. Der oberste und der unterste der Ringe sind klein und am Stab befestigt, wie die Saite am Holzbogen. Die Ringe dazwischen werden in Richtung zum Herzen kontinuierlich größer, der Ring in Höhe des Herzens ist der größte.

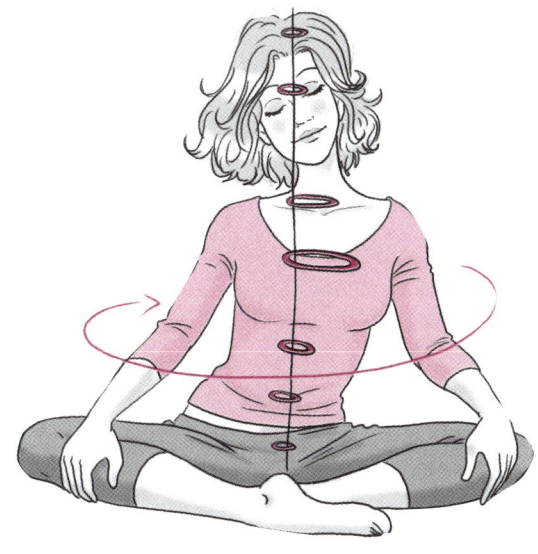

Machen Sie mit den anderen Ringen genauso weiter, bis Sie beim Kopf angelangt sind. Achten Sie darauf, dass dieser sich in der Achse des Beckens befindet, in einer kleinen Bewegung, damit der Kopf in den Bewegungsablauf integriert ist.

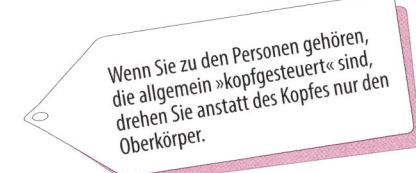

Wenn Sie zu den Personen gehören, die allgemein »kopfgesteuert« sind, drehen Sie anstatt des Kopfes nur den Oberkörper.

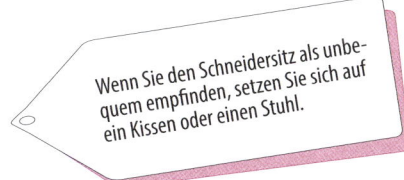

Wenn Sie den Schneidersitz als unbequem empfinden, setzen Sie sich auf ein Kissen oder einen Stuhl.

Beginnen Sie damit, Ihren Damm zu drehen und stellen sich vor, dass Ihr erster ganz kleiner Ring am Ende der Wirbelsäule sich um den Stab dreht. Es ist eine leichte Bewegung, da das Becken auf dem Boden ruht. Versetzen Sie dann den unteren Teil des Bauchs in eine Drehbewegung und stellen sich vor, dass der zweite Ring unter dem Bauchnabel anfängt, sich zu drehen.

Praktizieren Sie dann die Feueratmung, ziehen Sie den Bauch beim Ausatmen kräftig ein und entspannen Sie ihn beim Einatmen (oder umgekehrt, wenn Sie mögen). Nehmen Sie langsam die Hände von den Knien und lassen Sie zu, dass sich die Arme unwillkürlich bewegen, wenn Ihnen danach ist. Ändern Sie nun die Drehrichtung. Halten Sie zum Schluss mit der Bewegung inne und machen Sie die Sat-Krya-Übung im Sitzen, indem Sie die Arme über den Kopf strecken (siehe Seite 20), und kehren Sie dann in die Ausgangsstellung zurück.

33

Machen Sie jetzt dieselbe Übung, indem Sie vom Kopfende ausgehen, um die Bewegung nach unten zu lenken. Sie können diese Übung auch im Stehen durchführen. In diesem Fall sind die Fixpunkte des »Bogenradius« die Füße und die Schädeldecke.

Wann sollte ich üben?

Sie können diese Position, die eine innere Zentrierung bewirkt, zu jeder Tageszeit üben. Sie dient dazu, Sie innerlich wieder in Harmonie mit sich zu bringen, wenn Sie sich über etwas ärgern oder wenn Sie eine Yogaposition aus der Balance gebracht hat. Sie hilft Ihnen dabei, wieder ins Lot zu kommen.

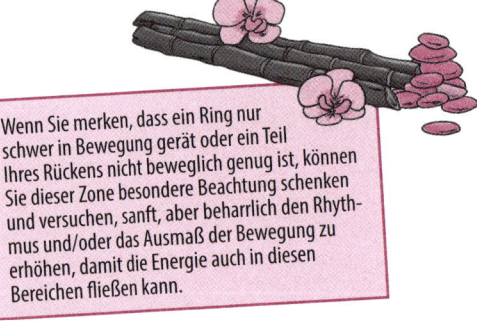

Wenn Sie merken, dass ein Ring nur schwer in Bewegung gerät oder ein Teil Ihres Rückens nicht beweglich genug ist, können Sie dieser Zone besondere Beachtung schenken und versuchen, sanft, aber beharrlich den Rhythmus und/oder das Ausmaß der Bewegung zu erhöhen, damit die Energie auch in diesen Bereichen fließen kann.

Ändern Sie den Blickwinkel!

Die Kerze (Sarvangasana) ist eine Schulterstand-Übung und gilt als eine der wichtigsten Yoga-Übungen. Da sie den Kopf »umkehrt«, stellt sie die Energieströme auf den Kopf, stimuliert den Blutkreislauf, massiert die inneren Organe und regt die Schilddrüse an. Sie sorgt also dafür, dass alle Drüsen im Körper funktionieren, und trägt außerdem dazu bei, dank des Blutzustroms im Gehirn psychische Probleme zu lösen.

Wenn Sie unter Nackenproblemen, Bluthochdruck oder Herzproblemen leiden, fragen Sie vorher Ihren Hausarzt, ob Sie die Übung durchführen können!

Ideal ist die Übung, wenn Sie unter Liebeskummer leiden: Sie wird Ihnen helfen, die Welt mit anderen Augen zu sehen.

Wie funktioniert die Übung?

Ausgangsposition: ausgestreckt auf dem Boden, die Beine geschlossen, die Arme neben dem Körper mit den Handflächen nach unten.

Atmen Sie normal aus und heben Sie mit der Einatmung die Beine und Knie in Richtung Stirn, dabei hebt sich das Becken. Sobald das Becken sich vom Boden hebt, stützen Sie den unteren Rücken fest mit beiden Händen ab, um ihn gerade zu halten. Halten Sie die Ellbogen dabei so nah wie möglich zusammen. Strecken Sie dann die Beine senkrecht hoch. Achten Sie darauf, Rücken, Hüften und Beine in eine Linie zu bringen. Atmen Sie langsam in den Bauch und entspannen Sie, so gut es geht, Gesicht, Füße und Beine.

Bleiben Sie anfangs nicht länger als 30 bis 60 Sekunden in dieser Position, später können Sie auf bis zu 3 Minuten erhöhen. Um aus der Stellung zu kommen, ziehen Sie die Knie zur Stirn, legen Sie die Arme auf den Boden, ziehen Sie die Bauchmuskeln zusammen und rollen Sie den Rücken behutsam Wirbel für Wirbel ab, indem Sie mit den Armen abbremsen. Kehren Sie so zur Ausgangsposition zurück.

Wann sollte ich üben?

Da diese Position die inneren Organe umdreht, empfehle ich Ihnen, die Übung auf leeren Magen durchzuführen. Im Allgemeinen absolviert man sie am Ende einer Yogasitzung.

Wenn Sie sich nach der Übung wohlfühlen, können Sie einige Minuten die Feueratmung praktizieren.

Wenn Sie eine eher mittelprächtige Gesundheit haben, machen Sie diese Übung 14 Tage jeweils 30 Sekunden lang.

Wenn Ihnen die Position angenehm ist, bleiben Sie 60 Sekunden lang in dieser Stellung.

Fortgeschrittene Praktizierende bleiben eher 3 bis 5 Minuten lang in dieser Position.

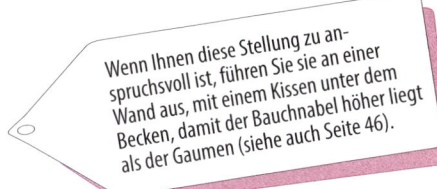

Wenn Ihnen diese Stellung zu anspruchsvoll ist, führen Sie sie an einer Wand aus, mit einem Kissen unter dem Becken, damit der Bauchnabel höher liegt als der Gaumen (siehe auch Seite 46).

Die Position des dynamischen Dreiecks

Es handelt sich um eine Variante der Dreieck-Übung (Trikonasana), die Ihnen hilft, Ihr Denken auf den Kopf zu stellen und zu anderen Bereichen des Selbst vorzudringen.

Diese Position, bei der die inneren Organe stimuliert werden, regt auch sanft das Nervensystem sowie den Appetit an. Besonders empfehlenswert für jene, die zu nervöser Ängstlichkeit neigen, denn diese Übung erleichtert ebenso die Verdauung von Nahrung wie die Verarbeitung von Gefühlen.

Wie funktioniert die Übung?

Ausgangsposition: aufrecht, mit einem Abstand zwischen den Füßen von etwa 1 Meter, die Arme auf Schulterhöhe seitlich ausgestreckt.

Atmen Sie ein und drehen Sie das linke Bein leicht nach außen.

Atmen Sie aus und beugen Sie den Rumpf, indem Sie sich mit dem linken Arm nach vorn ziehen. Legen Sie die Hand auf den linken Fuß oder das Schienbein, je nach Gelenkigkeit.

Atmen Sie ein und strecken Sie den rechten Arm, die Hand und die Finger nach oben, sodass sich der Oberkörper weit öffnet. Ihr Blick folgt der Hand. Drehen Sie Ihren Kopf aber nur so weit, wie es angenehm im Nacken ist. Spannen Sie die Bauchmuskeln an, damit kein Hohlkreuz entsteht. Die Beine sind gestreckt, die Knie leicht hochgezogen. Linker und rechter Arm befinden sich in einer Linie.

Halten Sie diese Position drei bis fünf tiefe Atemzüge lang und achten Sie darauf, dass Hüfte, Rücken und Kopf eine Linie bilden. Stellen Sie sich vor, dass Sie an einer Wand lehnen.

Bei der nächsten Einatmung ziehen Sie sich am rechten Arm nach oben. Atmen Sie aus und gehen Sie kurz wieder in die Ausgangsposition.

Dann atmen Sie ein und drehen das rechte Bein leicht nach außen, um die Übung zur anderen Seite hin zu praktizieren.

Zum Abschluss absolvieren Sie wieder die Sat-Krya-Übung mit ausgestreckten Händen über dem Kopf. Stellen Sie danach die Füße nebeneinander und führen Sie die Hände in der Gebetshaltung zusammen. Dann atmen Sie ruhig und beobachten Ihre Empfindungen.

Wann sollte ich üben?

Wenn Sie Ihren Geist in Bewegung bringen wollen, machen Sie die Übung auf nüchternen oder mit leerem Magen. Da diese Position dynamisch ist, führen Sie sie am besten mitten in Ihrer Yogasitzung durch.

Wenn diese Übung zu anspruchsvoll ist, können Sie, anstatt den oberen Arm auszustrecken, auch mit der Hand an der oberen Hüfte bleiben und/oder das vordere Bein leicht beugen. Wichtig ist, die Streckung der Taille zu spüren und im Brustraum weit zu werden.

35

Erweitern Sie Ihren Blickwinkel

Diese Haltung hat zwei Pole: Der eine lässt die Energie fließen, und der andere konzentriert sie.

Die »Öffnungs«-Bewegung erweitert den Blickwinkel, wenn man nicht über den eigenen Horizont hinauszusehen vermag.

Die »Konzentrations«-Bewegung kanalisiert die Energie auf ein bestimmtes Ziel hin, damit Sie Ihre Projekte umsetzen können.

Körperlich stärkt diese Haltung Arme und Schultern.

Wie funktioniert die Übung?

Ausgangsposition: mit geradem Rücken auf dem Boden im Schneidersitz sitzend, die Hände auf den Knien. Der Blick ist nach vorn gerichtet. Legen Sie die Hände etwas vor den Ohren außen ans Gesicht an, Handinnenflächen zeigen nach vorn, alle fünf Finger sind nach oben gestreckt, die Schultern entspannt.

Wie funktioniert die »Öffnung«?

Nun führen Sie die Arme auseinander und nach vorn und drehen die Hände dabei rasch in den Handgelenken hin und her (seitliche Winkbewegung wie »Queen Elisabeth«). So lange nach außen führen, bis die Arme ungefähr einen 90-Grad-Winkel zueinander bilden. Achten Sie darauf, dass die Arme in etwa parallel zum Boden bleiben. Winkeln Sie nun die Arme in den Ellbogen an und führen Sie die Hände in einer fließenden habkreisförmigen Bewegung wieder vor die Ohren, die Handflächen zeigen dabei nach vorn. Der Blick ist die ganze Zeit geradeaus gerichtet, ohne etwas Festes zu fixieren.

Wiederholen Sie die Bewegung zwölfmal und praktizieren Sie dabei die Feueratmung.

Wann sollte ich üben?

Zu jeder Tageszeit, wenn Sie sich in einer Situation oder in einem Gedankengang blockiert fühlen.

Als »Kur« eignet sich diese Übung, um eine gewisse Engstirnigkeit zu bekämpfen. Machen Sie diese Übung 5 Minuten pro Tag morgens über 21 Tage hinweg oder bis sich die Wirkung zeigt. Führen Sie sie dann auch weiterhin regelmäßig zwei- bis dreimal pro Woche durch, um den neuen Zustand fest zu verankern.

Wie funktioniert die »Konzentration«?

Kehren Sie die Öffnungsbewegung um. Legen Sie die Hände wieder vor die Ohren, Handflächen zeigen nach vorn. Nun führen Sie die Arme parallel zum Boden in einer fließenden Bewegung nach vorn in den 90-Grad-Winkel. Die Handflächen zeigen die ganze Zeit nach vorn. Dann winkeln Sie die Ellbogen an und führen die Hände an die Ohren zurück, während Sie sie im Handgelenk rasch hin und her drehen. Wiederholen Sie die Bewegung zwölfmal.

Wann sollte ich üben?

Zu jeder Tageszeit, wenn Sie das Bedürfnis verspüren, Ihre Gedanken auf einen bestimmten Punkt zu lenken.

Führen Sie die Übung »kurmäßig« aus, um zu vermeiden, dass Sie sich verzetteln. Machen Sie diese Übung 21 Tage lang, täglich 5 Minuten, oder bis Sie die Wirkung spüren. Dann setzen Sie sie zwei- bis dreimal pro Woche fort, damit sich dieser neue Zustand festigen kann.

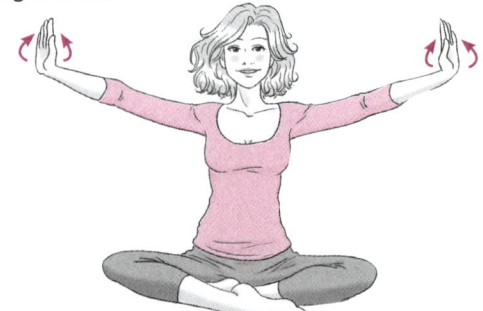

Ich sammle mich und finde meine Mitte wieder

In Augenblicken, in denen wir dabei sind, den Boden unter den Füßen zu verlieren, kann uns Yoga eine große Hilfe sein. Die »Erde-Himmel-Erde-«Atmung hilft Ihnen, sich zu zentrieren, genauso wie die auf der vorigen Seite beschriebene Konzentrationsübung. Aber auch die Gleichgewichtspositionen bewirken Stabilität und Verankerung.

Die Adlerhaltung (Garudasana) ist eine Gleichgewichtshaltung, die die Polaritäten in Einklang bringt, indem sie die beiden Gehirnlappen synchronisiert. Außerdem stärkt sie Arme, Beine und Knöchel, macht die Schultern geschmeidig und sorgt für einen besseren Gleichgewichtssinn. Nicht schlecht, oder?

Wie funktioniert die Übung?
Ausgangsstellung: aufrecht, die Schultern locker, den Hals leicht gestreckt, die Füße in den Boden gedrückt. Atmen Sie ein paarmal durch, um sich auf die Übung vorzubereiten, und wählen Sie einen Punkt vor sich, auf den Sie Ihren Blick richten können, um das Gleichgewicht zu halten.
Legen Sie das rechte Bein um das linke, wobei der rechte Schenkel den linken berührt und der rechte Fuß hinten die linke Wade.
Verschränken Sie die Arme vor sich, die Handflächen nach oben gerichtet, den rechten Arm unter den linken geschoben.
Haben Sie keine Angst, bleiben Sie konzentriert, Sie werden es schaffen!
Dann winkeln Sie die Ellbogen an und wickeln den rechten Arm um den linken, bis die Handflächen sich berühren und so den Adlerschnabel bilden. Legen Sie die Spitze des rechten Daumens zwischen die Brauen.

Beugen Sie das linke Knie leicht, stehen Sie fest auf dem Boden, um Ihre Stabilität zu steigern, und drücken Sie sich dabei tief und fest in den Boden.
Drücken Sie ein Bein gegen das andere, um die Energie im Dammbereich zu konzentrieren.
Bleiben Sie 12 Atemzüge lang in dieser Position.
Lockern Sie dann Ihre Glieder, öffnen Sie die Arme wie ein Vogel, der davonfliegt. Lassen Sie die Bewegungen wie von selbst erfolgen und gehen Sie dann wieder in die Ausgangsstellung. Gönnen Sie sich ein paar Augenblicke der Beobachtung und der bewussten Atmung, bevor Sie dieselbe Position auf der anderen Seite einnehmen.

Wann sollte ich üben?
Gemäß der Tradition stellt der Adler *Garuda*, nach dem diese Position benannt ist, den Aufstieg des Seins aus der Welt der Materie bis zur höchsten spirituellen Bewusstseinsebene dar. Schwingen Sie sich mit Ihren Garuda-Flügeln zu jeder Tageszeit in die Lüfte, wenn Sie das Verlangen nach Stabilität oder Ruhe haben. Die Gleichgewichtsübungen werden im Allgemeinen am Ende der Yogasitzung durchgeführt, um alle Pole wieder in Balance zu bringen.

Wenn die Position zu anspruchsvoll ist, dann klemmen Sie nicht den Fuß hinter die Wade ein, sondern kreuzen Sie lediglich die Beine; dasselbe gilt für die Hände, wenn sich die Handflächen nicht ineinanderfügen.

37

Üben Sie im Büro

Wenn Sie den ganzen Tag vor einem Computer verbringen, wird Ihr gesamter Körper früher oder später nach Bewegung verlangen. Ignorieren Sie das nicht, denn die paar Minuten sollten Sie sich als Ausgleich immer mal wieder nehmen. Hier einige diskrete Übungen, die dem Büroalltag angepasst sind.

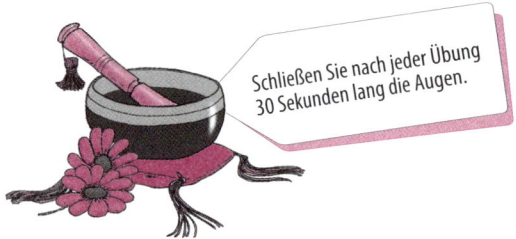

Schließen Sie nach jeder Übung 30 Sekunden lang die Augen.

Augen-Yoga

Wenn Sie lange vor dem Bildschirm sitzen, ermüden Ihre Augen. Spüren Sie, wie Ihre Sehkraft nachlässt, leiden Sie unter Kopfschmerzen? Die folgenden Übungen helfen, Ihre Augen zu entlasten. Diese Yogaform kann die meisten Augenprobleme beheben, ob sie nun den Augapfel oder die Augenmuskeln betreffen. Voraussetzung ist allerdings, dass Sie die Übungen regelmäßig und ausdauernd durchführen.

Wann sollte ich üben?
Als allgemeine Präventionsmaßnahme gegen Augenprobleme machen Sie folgende Übungen dreimal pro Woche, zweimal täglich, in verschiedenen Zeitabständen (zum Beispiel in der Mittagspause, dann abends vor dem Verlassen des Büros oder wenn Sie wieder zu Hause sind).
Sie führen alle Übungen hintereinander durch. Fällt Ihnen eine Übung schwer, machen Sie behutsam weiter, ohne nachzulassen.

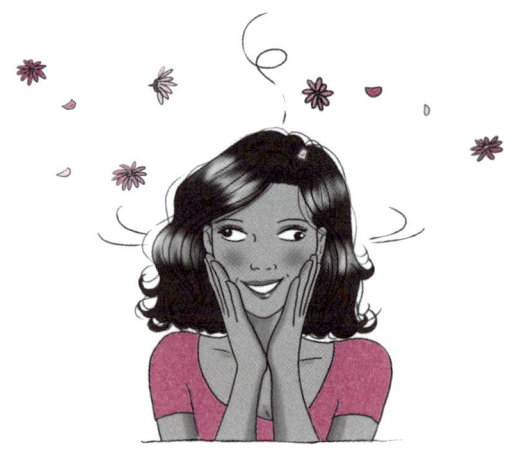

Nach außen schielen

Günstig, wenn Sie spüren, dass Ihre Augen müde und starr werden.

Wie funktioniert die Übung?
Wenn Sie an Ihrem Schreibtisch sitzen, wählen Sie zwei unbewegliche visuelle Bezugspunkte (eher einen Blumentopf als Ihren Kollegen!), einen zu Ihrer Linken und einen zu Ihrer Rechten. Ohne den Kopf zu bewegen, wie ein Spion, richten Sie Ihren Blick zwölfmal abwechselnd auf Ihre Bezugspunkte. Klammern Sie sich an Ihrem Bürostuhl fest, damit Ihr Kopf sich nicht mitbewegen kann. Schließen Sie dann die Augen, um sie zu entspannen.

Zentriertes Nach-außen-Schielen

Hilfreich, wenn Sie das Gefühl haben, dass Ihre Augen nicht beweglich genug sind.

Wie funktioniert die Übung?
Die Übung geht genauso wie die vorherige, nur dass Sie diesmal in der Mitte innehalten und auf Ihre Nasenspitze blicken. Wählen Sie wieder Ihre visuellen Bezugspunkte rechts und links. Richten Sie dann Ihren

Blick auf den linken Bezugspunkt, als Nächstes auf Ihre Nasenspitze, zum Schluss auf den rechten Bezugspunkt. Dann geht es in der Reihenfolge in die andere Richtung. Richten Sie den Blick zwölfmal abwechselnd auf Ihre Bezugspunkte und vergessen Sie dabei das Atmen nicht! Schließen Sie hinterher kurz die Augen.

Augenbewegung

Nützlich, wenn Sie das Gefühl haben, dass Ihre Augen schwer und müde sind.

Wie funktioniert die Übung?

Machen Sie mit den Augen möglichst große Kreise, ohne den Kopf zu bewegen: zwölfmal in einer Richtung und zwölfmal in der anderen. Schließen Sie dann die Augen 30 Sekunden lang und entspannen Sie sich.

Die Nah- und Fernsicht

Nützlich, wenn Sie das Gefühl haben, Gegenstände, die unterschiedlich weit von Ihnen entfernt sind, nicht mehr gut unterscheiden zu können.

Wie funktioniert die Übung?

Wählen Sie zwei Gegenstände in Ihrer Reichweite. Der erste sollte 50 cm von Ihnen entfernt sein, der zweite drei oder vier Meter. Richten Sie den Blick auf Ihre Nasenspitze, dann auf den ersten Gegenstand, dann auf den zweiten. Kehren Sie zum ersten zurück und wieder zur Nasenspitze. Wiederholen Sie die Übung zwölfmal, schließen Sie dann die Augen und entspannen Sie sich.

Die Übung kann gut durch eine Glasscheibe durchgeführt werden: Konzentrieren Sie sich auf einen Punkt auf der Scheibe und dann auf einen Gegenstand außerhalb.

Kontraktions- und Dekontraktionsübung

Diese Übung, die ideal ist, um all Ihre Spannungen innerhalb von zwei Minuten zu lösen, kann im Sitzen auf einem Stuhl oder stehend vor der Kaffeemaschine durchgeführt werden. Sie ist sehr wirkungsvoll, um die Nerven nach einer hitzigen Diskussion zu beruhigen.

Wie funktioniert die Übung?

Atmen Sie durch die Nase ein und spannen Sie all Ihre Körpermuskeln so stark an, bis Sie zittern. Lassen Sie dann los und atmen Sie kräftig mit einem Seufzer durch den Mund aus (machen Sie beim Ausatmen laut »Ha« oder strecken Sie die Zunge heraus, wenn Sie können!).
Wiederholen Sie die Übung fünfmal.

Ziehen Sie eine Grimasse, indem Sie Ihre Gesichtsmuskeln zusammenziehen und wieder lockern. Das garantiert Entspannung und Loslassen!

Wann sollte ich üben?

Morgens nach dem Aufwachen oder kurz bevor Sie mit Ihrer Yogasitzung beginnen oder am Ende (vor der Entspannung).
Nach Stress oder vor einem Ereignis, das Ihnen Sorge bereitet, um Ihre Spannungen abzubauen.
Schließlich kurz vor dem Einschlafen, um sich zu entspannen.

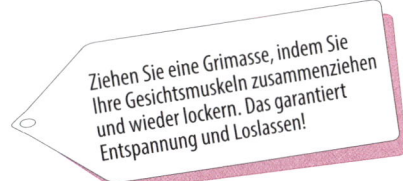

39

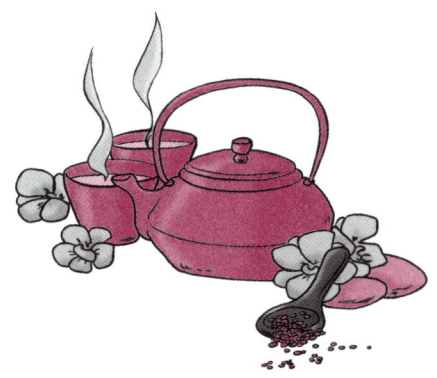

Die Schlange auf dem Stuhl

Ihre Augen sind von langer Arbeit am PC gereizt, Ihr Rücken schmerzt, und Sie verspüren den unwiderstehlichen Drang, sich zu bewegen? Führen Sie diese Übung durch, um Ihr Rückgrat zu lockern und die Giftstoffe, die sich in Ihren Muskeln festsetzen, auszuscheiden.

Wie funktioniert die Übung?

Rücken Sie mit Ihrem Stuhl von Ihrem Schreibtisch weg und legen Sie die Hände auf die weit gespreizten Knie. Neigen Sie Ihr Becken nach vorne, senken Sie Ihren Oberkörper nach unten und rollen Sie Ihren Rücken nach und nach ab. Am Ende dieses Übungsteils lassen Sie Ihren Kopf zwischen den Füßen baumeln und atmen einmal tief durch. Um wieder aufrecht zu sitzen, kippen Sie Ihr Becken nach hinten und richten Ihren Oberkörper auf. Gleichzeitig lockern Sie den Rücken Wirbel für Wirbel. Lassen Sie den Kopf und die Schultern hängen, bis sich die Wirbelsäule wieder korrekt ausrichtet.

Wann sollte ich üben?

Zu jeder Tageszeit, oder fast zu jeder: Machen Sie keine Übung, wenn Sie gerade gegessen oder einen Kaffee getrunken haben.

Das Stuhlyoga

Ideal, um das Nervensystem zu dynamisieren und Rückenprobleme zu beheben, allerdings nur, wenn Sie diese Übung regelmäßig durchführen.

Wie funktioniert die Übung?

Setzen Sie sich auf einen Stuhl und nutzen Sie dabei die gesamte Sitzfläche. Atmen Sie ein und legen Sie den linken Arm hinten um die Rückenlehne. Legen Sie die rechte Hand auf die die rechte Außenseite Ihres Oberschenkels. Atmen Sie aus und verlagern Sie die linke Seite des Gesäßes leicht nach hinten. Drehen Sie sich mit Ihrer gesamten Wirbelsäule und passen Sie sich der Bewegung an. Den Kopf drehen Sie mit, der Blick ist nach links gerichtet, soweit es Ihnen möglich und noch angenehm ist. Führen Sie in dieser Position fünf Vollatmungen durch und lassen diese behutsam abklingen.
Schließen Sie die Augen und beobachten Sie sich einen Moment lang, bevor sie die Drehung zur anderen Seite vollziehen.

Wann sollte ich üben?

Zu jeder Tageszeit, aber nicht mit vollem Magen.

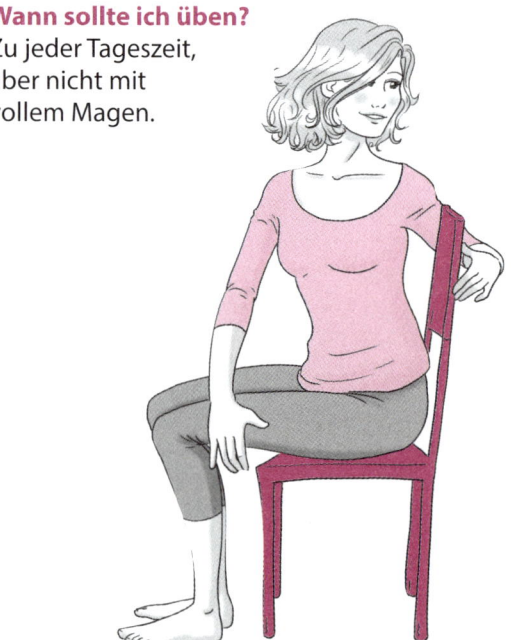

40

Yoga für Schwangere

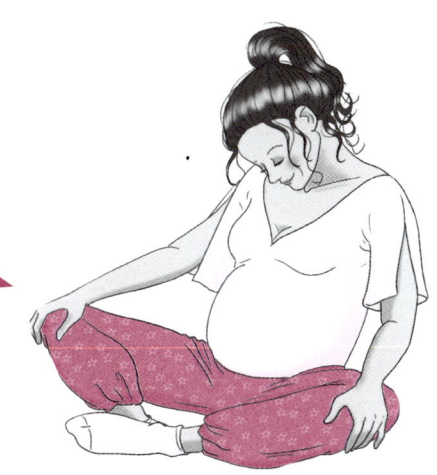

Die folgenden Übungen berücksichtigen besonders die Bedürfnisse von Schwangeren, können aber grundsätzlich von allen ausgeführt werden, denn sie regen die Nieren an und lockern das Becken.

Der Schmetterling

Diese Position öffnet die Beckenknochen. Wenn Sie sie regelmäßig ausführen, werden Sie gelenkiger und erleichtern dadurch die Geburt.

Wie funktioniert die Übung?

Ausgangsstellung: auf dem Boden sitzend, die Knie angewinkelt, die Füße nebeneinandergestellt. Lassen Sie die Knie nach außen fallen. Dadurch berühren sich die Fußsohlen. Der Rücken ist gerade aufgerichtet.
Legen Sie die Hände auf die Knie und kippen Sie Ihr Becken von vorne nach hinten. Achten Sie darauf, dass die Wirbelsäule sich der Bewegung anpasst, bis zum Kopfende, das Sie sich auf einer festen Achse ruhend vorstellen.
Führen Sie die Vollatmung durch und atmen Sie ein, wenn sich die Brust nach vorne neigt, atmen Sie aus, wenn sich der Rücken nach hinten biegt.
Wiederholen Sie die Bewegung zwölfmal hintereinander.
Praktizieren Sie am Schluss die Sat Krya, legen Sie die Hände auf den Bauch und schicken Sie Ihrem Baby Ihre Liebe und all Ihre guten Wünsche. Heben Sie die Knie leicht an und nehmen Sie eine bequeme Sitzhaltung ein.
Die Übung kann auch mit gestreckten Beinen ausgeführt werden, das ermöglicht, andere Muskeln zu dehnen.

Wann sollte ich üben?

Zu jeder Tageszeit. Wenn Ihnen diese Position guttut, verbinden Sie das Nützliche mit dem Angenehmen und machen Sie es sich in dieser Stellung auf Ihrem Sofa bequem, um mit Ihren Freunden zu diskutieren oder Ihr Yogabuch zu lesen.

Die Seitendehnung

Am Ende der Schwangerschaft haben Schwangere häufig das Gefühl, zu wenig Luft zu bekommen. Eine einfache Dehnung der Seitenpartie kann den Brustkorb öffnen und somit etwas mehr Platz für das Baby und Mamas Zwerchfell schaffen.

Wie funktioniert die Übung?

Ausgangsstellung: im Schneidersitz, das Becken gelöst, die Hände liegen flach auf dem Boden.
Atmen Sie ein, strecken Sie den linken Arm nach oben und neigen Sie den Oberkörper nach rechts. Dabei stützen Sie sich leicht auf die rechte Hand, die auf dem Boden aufliegt. Atmen Sie aus und kehren Sie zur Mitte zurück, beide Hände wieder am Boden. Dann neigen Sie sich zur anderen Seite.

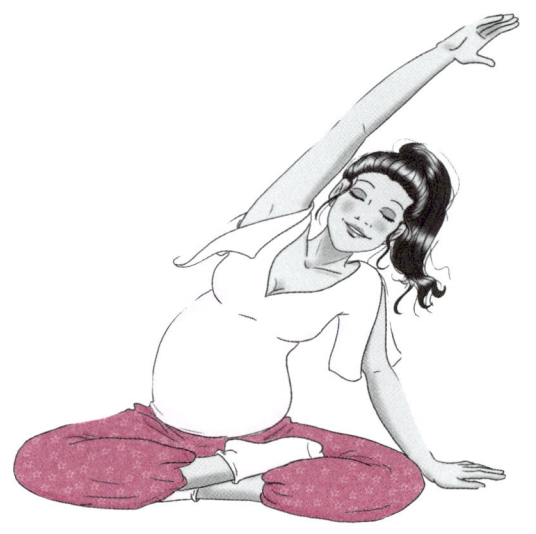

Wie funktioniert die Übung?

Nehmen Sie eine bequeme Sitzhaltung ein. Legen Sie die Hände auf den Bauch.

Schließen Sie die Augen und stellen Sie sich eine goldene Lichtkugel über Ihrem Kopf vor, wie eine Sonne. Atmen Sie ein und stellen Sie sich vor, wie ein warmer goldener Lichtstrahl auf Ihren Kopf trifft, dann Ihren Nacken sowie die Arme entlangwandert und sich in Ihren Händen sammelt. Mit dem Ausatmen lassen Sie das wundervolle Licht in Ihren Bauch fließen.

Machen Sie diese Meditation 5 Minuten lang. Sie können mit Ihrem Baby auch durch andere Farben oder Bilder kommunizieren, indem Sie diese visualisieren. Wenn Sie damit fertig sind, gönnen Sie sich Ruhe, die Hände auf den Bauch gelegt, um Botschaften von Ihrem Baby zu empfangen.

Wann sollte ich üben?

Zu jeder Tageszeit, in einem ruhigen Augenblick. Wenn Sie und der werdende Vater einverstanden sind, kann er diese Übung ebenfalls machen.

Wiederholen Sie die Bewegung fünfmal auf jeder Seite.

Halten Sie am Ende den Rücken gerade, die Hände auf den Knien und absolvieren Sie einige Vollatmungen. Beobachten Sie Ihre Empfindungen und die Reaktion Ihres Babys.

Wann sollte ich üben?

Zu jeder Tageszeit. Diese Übung ist besonders empfehlenswert vor der Durchführung von Atemübungen oder wenn Sie das Gefühl haben, Sie bekommen zu wenig Luft.

Kommunizieren Sie mit Ihrem Baby

Mit dieser Übung können Sie Ihre Aufmerksamkeit und Ihre Energie auf Ihr Baby lenken. Lediglich durch Handauflegen und Konzentrationsarbeit können Sie Kontakt mit ihm aufnehmen.

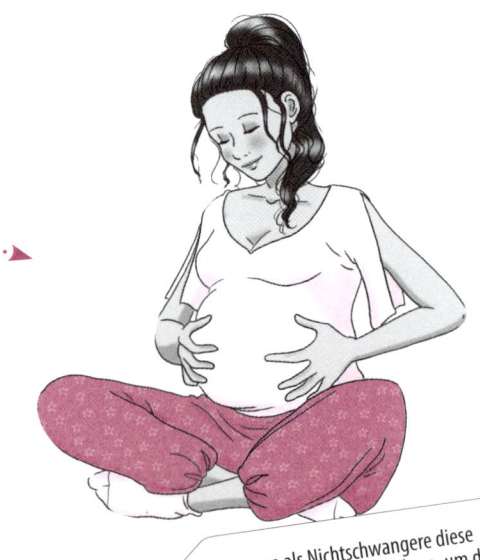

Sie können als Nichtschwangere diese Visualisierung auch durchführen, um die Heilung für ein Organ oder eine verletzte Stelle Ihres Körpers anzuregen.

Tiefenentspannung mit Yin Yoga

MIthilfe der folgenden Übungen soll Tiefenentspannung erzielt werden. Nehmen Sie ein paar Kissen, Nackenrollen und Decken sowie einen Wecker und suchen Sie sich einen bequemen Platz. Legen Sie dezente Musik auf und dimmen Sie das Licht … die Reise kann beginnen.

Die Zange

Die Zangenhaltung dehnt die gesamte Körperrückseite und löst physische und emotionale Spannungen.

Wie funktioniert die Übung?

Ausgangsstellung: Sitzhaltung auf dem Boden, die Beine nach vorne ausgestreckt. Um ein lockeres Becken zu haben oder wenn Sie die Muskeln Ihrer Oberschenkel zu stark spüren, setzen Sie sich auf ein Kissen oder winkeln Sie die Knie etwas an.
Atmen Sie tief ein und bringen Sie beide Arme ausgestreckt nach oben. Beim Ausatmen lassen Sie sich aus den Hüftgelenken mit geradem Rücken nach vorn sinken.
Wenn Sie den höchsten Dehnpunkt bei geradem Rücken erreicht haben, wölben Sie die obere Seite des Rückens, und die Schwerkraft wird Ihnen helfen, sich in dieser Position zu entspannen.
Verharren Sie 3 bis 5 Minuten, ohne sich zu bewegen.

Bleiben Sie bis zum Schluss mit dem Kopf unten und halten Sie die Augen geschlossen. Dann legen Sie die Hände auf den Boden, um mithilfe der Arme den Oberkörper langsam wieder aufzurichten. Anschließend legen Sie sich auf den Rücken, rekeln sich und entspannen noch ein paar Minuten.

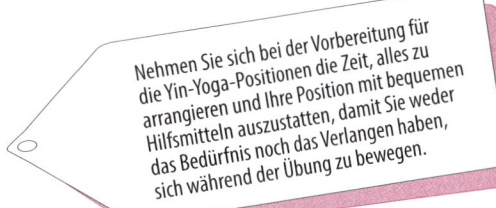

Nehmen Sie sich bei der Vorbereitung für die Yin-Yoga-Positionen die Zeit, alles zu arrangieren und Ihre Position mit bequemen Hilfsmitteln auszustatten, damit Sie weder das Bedürfnis noch das Verlangen haben, sich während der Übung zu bewegen.

Wann sollte ich üben?

Sie können diese Übung jederzeit durchführen, auf nüchternen Magen oder nach einem leichten Essen. Diese Übung soll die Ruhe und die Innenschau fördern.
Achtung! Nicht zu empfehlen bei Ischias-Problemen!

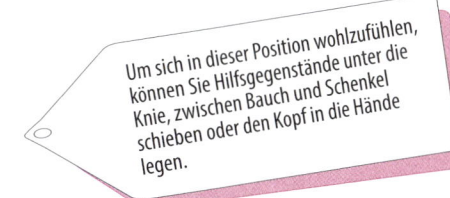

Um sich in dieser Position wohlzufühlen, können Sie Hilfsgegenstände unter die Knie, zwischen Bauch und Schenkel schieben oder den Kopf in die Hände legen.

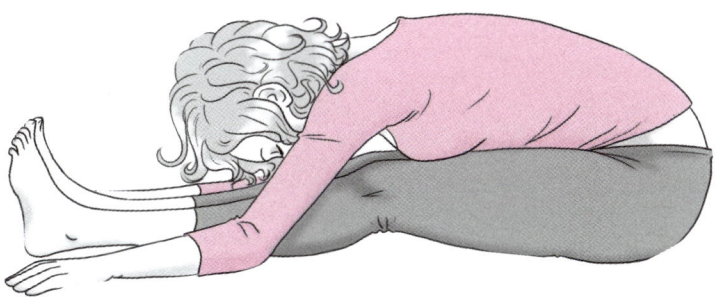

43

Öffnung des Herzens in der Schmetterlingsposition

Diese Haltung öffnet Hüften, Herz und Schultern. Sie hilft dabei, Liebenswürdigkeit und Sanftmut zu entwickeln, und stimuliert den Körper. Sie regt fast alle Meridiane an. Sie ist eine der vollkommensten Positionen des Yin Yoga. Das Becken soll nach hinten gedrückt werden und der Nacken entspannt sein.

Wie funktioniert die Übung?

Ausgangsstellung: Schmetterlings-Sitzhaltung auf dem Boden, die Knie sind nach außen gefallen, Fußsohlen berühren sich, der Rücken ist gerade.

Spannen Sie die Bauchmuskeln an und lassen Sie sich mit dem Rücken auf eine Nackenrolle oder ein zusammengerolltes Handtuch auf Brusthöhe sinken. So ist Ihr Rücken gestützt. Strecken Sie die Arme seitlich aus oder strecken Sie diese über den Kopf.

Verbleiben Sie 5 Minuten in dieser Position und atmen Sie tief ein und aus.

Zum Schluss drücken Sie die Knie zusammen, drehen Sie sich zur Seite und entfernen das Hilfsmittel unter dem Rücken. Strecken Sie sich dann eine Minute lang aus und achten Sie auf Ihre Empfindungen.

In dieser Position müsste Ihnen das Atmen und Schlucken leichtfallen. Wenn nicht, legen Sie den Kopf auf eine Nackenrolle. Sie können auch Ihre Knie auf Kissen legen, um Schmerzen in Höhe der Hüften zu vermeiden.

Wann sollte ich üben?

Diese Position vermittelt Ihnen Bequemlichkeit und vitalisiert Sie nach dem Aufwachen, abends löst sie die Spannungen des Tages.

Drehung

Die Drehposition dehnt die gesamte Wirbelsäule und setzt sie in Bewegung. Sie entspannt den Geist und öffnet das Herz. Sie stimuliert den Meridian der Gallenblase und alle Meridiane des Oberkörpers.

Wie funktioniert die Übung?

Ausgangsstellung: ausgestreckt auf dem Boden, die Beine aufgestellt, die Arme seitlich in Schulterhöhe ausgestreckt.

Ziehen Sie die Knie zur Brust. Dabei schmiegen Sie die Lendenwirbelsäule an den Boden.

Lassen Sie das rechte Knie nach rechts sinken, dann folgt das linke Knie so weit, wie die linke Schulter am Boden bleiben kann.

Drehen Sie den Kopf nach links, wenn dies angenehm für Ihre Halswirbel ist. Atmen Sie bewusst in die Dehnung.

Um sich dieser Position besser anzupassen, schieben Sie Kissen unter oder zwischen die Knie.

Zum Schluss führen Sie den Kopf und die Knie zur Mitte, strecken sich 1 Minute lang aus und spüren nach, bevor Sie sich auf die andere Seite legen.

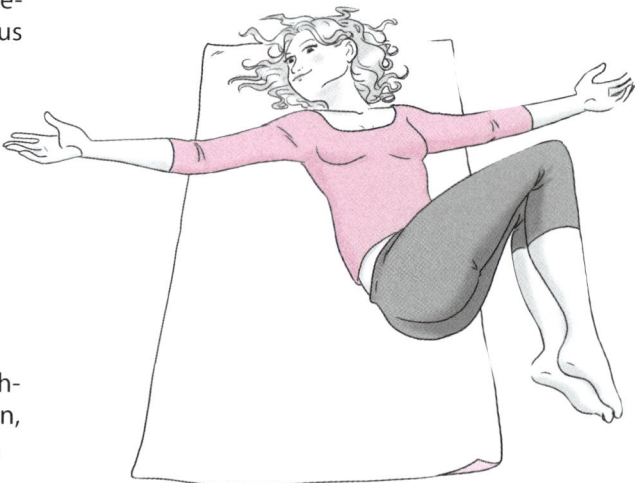

44

Wann sollte ich üben?

Die Drehung ist eine »magische« Position, um die Wirbelsäule und die Nerven zu entspannen. Führen Sie sie auf nüchternen Magen aus, gleich nach dem Aufstehen und vor dem abendlichen Zubettgehen. Machen Sie sie am Ende Ihrer Yogasitzung, vor der Entspannung.

Achtung! Da diese Position für die meisten Menschen angenehm ist, neigt man dazu, sie mit übermäßiger Intensität durchzuführen. Vermeiden Sie sie bei akuten Wirbelsäulen- und Ischiasproblemen!

Halbmond auf dem Boden

Diese Haltung streckt den gesamten Körper, öffnet den Brustkorb und löst den Druck von Bandscheiben und inneren Organen. Sie schenkt innere Ruhe.

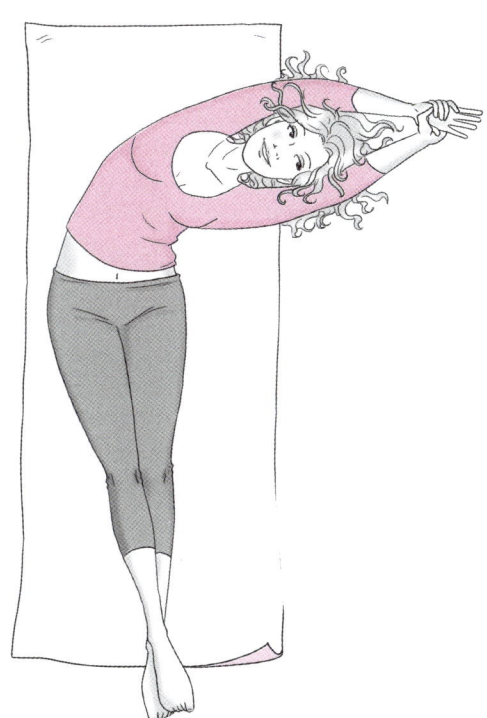

Wie funktioniert die Übung?

Ausgangsstellung: ausgestreckt auf dem Boden, die Beine gestreckt, die Arme entlang des Körpers.

Strecken Sie die Arme über den Kopf, umfassen Sie dann mit der rechten Hand das linke Handgelenk.

Dehnen Sie sich nach rechts und ziehen Sie Ihren linken Arm nach rechts.

Kreuzen Sie die Beine und drücken Sie den linken Fußknöchel auf den rechten.

Ziehen Sie Ihr rechtes Bein nun so weit wie möglich in Richtung Ihres rechten Arms, sodass sich Ihr Körper wie eine Mondsichel biegt.

Bleiben Sie 5 Minuten lang in dieser Haltung, ohne sich zu bewegen. Zum Schluss öffnen Sie die Beine und lassen das Handgelenk los. Kehren Sie in die Ausgangsstellung zurück und beobachten Sie 1 Minute lang Ihre Empfindungen, bevor Sie diese Haltung spiegelverkehrt auf der anderen Seite einnehmen.

Wann sollte ich üben?

Diese Position verhilft Ihnen zur Entspannung. Am Ende der Sitzung vor der Drehung.

Beobachten Sie das Gefühl der Asymmetrie in Ihrem Körper, nachdem Sie auf der ersten Seite geübt haben.

»Mit dem Rücken zur Wand«

Sie sind müde, Ihr Körper fühlt sich schwer an und Sie haben kaum die Energie, sich vorwärtszubewegen? Sie fühlen sich, als stünden Sie mit dem Rücken zur Wand? Dann wird es Zeit, die unten aufgeführten Übungen nacheinander zu praktizieren, um etwas zu verändern.

Für die folgenden Übungen benötigen Sie eine Wand mit ca. 2,5 m freiem Platz davor. Sie liegen mit dem Rücken auf dem Boden und achten darauf, dass Sie gerade bleiben.

Wenn Sie wollen, können Sie alle Positionen an der Wand nacheinander ausführen, beachten Sie ansonsten den Kasten »So beenden Sie die Übung« auf Seite 48.

Wenn man die Beine in die Luft streckt, erleichtert das den venösen Rückstrom. Das Herz wird zusätzlich gefordert, da das Blut zu den Beinen hochgepumpt werden muss. Nachfolgend ein paar anregende Übungen, um die Beine zu lockern, zu entspannen und Ihre Herzmuskeln zu stärken.

Vorsichtsmaßnahmen bei dieser Übungssequenz
Machen Sie diese Übungen nicht unmittelbar nach einer starken Anstrengung (zum Beispiel dem Joggen). Warten Sie 20 bis 30 Minuten, damit der Körper die durch die muskuläre Anstrengung erzeugten Giftstoffe ausscheiden kann.
Vermeiden Sie diese Haltungen bei Problemen mit dem Blutdruck. Konsultieren Sie im Zweifelsfall vorher Ihren Arzt.
Atmen Sie während der Übungen ruhig und tief.
Stehen Sie hinterher langsam und behutsam auf.

Es ist normal, ein Kribbeln in den Beinen zu spüren oder einen Blutstau im Kopf, denn die Arbeit des Herzens wird durch diese Haltung verändert. Wenn diese Übung unangenehm wird, beenden Sie sie.

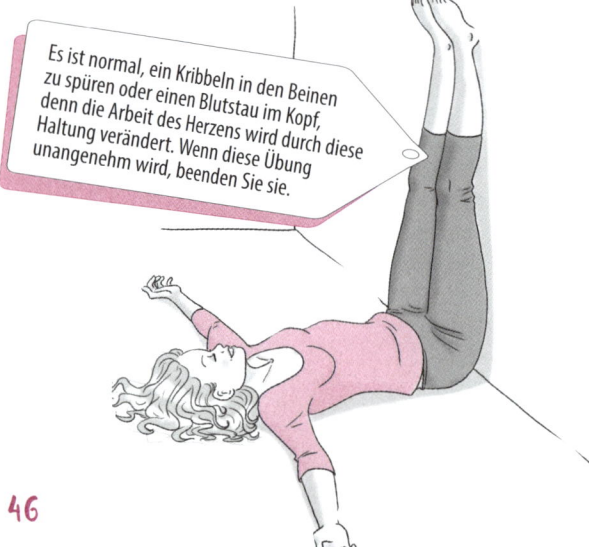

Die Zauberhaltung gegen schwere Beine

Da diese Übung den venösen Rückstrom fördert und Blutstauungen in den Beinen auflöst, ist sie allen zu empfehlen, die viel und lange stehen müssen und an »schweren Beinen« leiden.

Wie funktioniert die Übung?
Ausgangsstellung: auf der Seite quer zur Wand liegend mit dem Becken dicht daran. Ziehen Sie die Beine an den Bauch, drehen Sie sich auf den Rücken und schmiegen Sie den Po an die Mauer. Strecken Sie die Beine nach oben aus.
Wenn Ihre Beine wegen der zu starken Spannung einknicken, legen Sie eine Stütze (Handtuch, Kissen etc.) unter Ihr Becken, um den Winkel zwischen Ihrem Oberkörper und Ihren Schenkeln zu öffnen.
Strecken Sie die Arme in Schulterhöhe neben Ihrem Körper aus.
Bleiben Sie 3 bis 5 Minuten lang in dieser Stellung.

Wann sollte ich üben?
Zu jeder Tageszeit, aber nicht mit vollem Magen.
Die Übung wirkt besonders nach längerem Stehen oder nach einem heißen Sommertag Wunder.

Spagat gegen die Wand

Diese Übung öffnet das Becken und entspannt die Beinmuskeln. Sie fördert Selbstvertrauen und Sanftmut, lindert Angst und Wut und stimuliert die Meridiane der Nieren und der Leber. Die bequeme Haltung rücklings auf dem Boden garantiert einen geraden Rücken, da die Schwerkraft völlig zu Ihren Gunsten arbeitet.

Wie funktioniert die Übung?
Ausgangsstellung: Die Beine wie in der vorherigen Übung im rechten Winkel gegen eine Wand gelehnt. Öffnen Sie die Beine und lassen Sie die Schwerkraft für sich arbeiten.
Legen Sie eine Hand auf beide Seiten der Schenkel, um sie zu stützen, und bleiben Sie 3 bis 5 Minuten lang in dieser Stellung.

Wann sollte ich üben?
Zu jeder Tageszeit, aber nicht mit vollem Magen.

> Falls Sie einen Schmerz in der Leistengegend spüren, legen Sie Stützen unter die Beine oder halten sie aufrecht, indem Sie die Ellbogen anwinkeln.

Schmetterlingsposition an der Wand

Die Schmetterlingsposition öffnet das Hüftgelenk. Wenn Sie dabei die Beine an der Wand abstützen, entspannt sich die Unterseite Ihres Rückens, und der Blutkreislauf in den unteren Gliedmaßen wird angeregt.

Wie funktioniert die Übung?
Ausgangsstellung: auf dem Boden in Rückenlage, die Beine weit gespreizt gegen die Wand abgestützt, wie in der vorigen Position.
Achten Sie darauf, dass der Nacken sowie der Rücken so gut wie möglich ausgestreckt sind und winkeln Sie die Knie an, damit sich Ihre Fußsohlen berühren. Versuchen Sie, Ihre Knie an die Wand zu drücken, entspannen Sie sich dann in dieser Haltung 3 bis 5 Minuten lang.

Wann sollte ich üben?
Zu jeder Tageszeit, wenn Sie spüren, dass Ihre Beine schwer sind.

> Wenn Sie in der Leistengegend einen Schmerz empfinden, legen Sie Stützen unter die Beine oder halten Sie sie mit den Händen und winkeln Sie dabei die Ellbogen an.

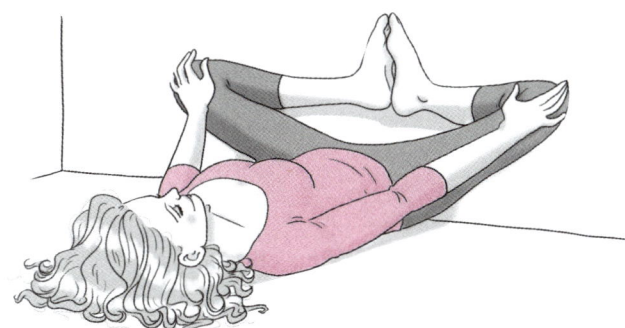

47

Drehbewegung an der Wand

Drehbewegungen stimulieren die inneren Organe, beruhigen das Nervensystem und aktivieren die Muskeln entlang der Wirbelsäule. Indem diese Position an einer Wand ausgeführt wird, ist die korrekte Ausrichtung des Rückens garantiert.

Wie funktioniert die Übung?

Ausgangsstellung: wieder in der Zauberhaltung gegen schwere Beine – Po an der Wand, Rücken auf dem Boden, Beine senkrecht gegen die Wand ausgestreckt.
Winkeln Sie die Knie über der Brust an und drücken Sie die Fußsohlen flach gegen die Wand.

Positionieren Sie das linke Bein, den Knöchel und den Fuß auf den Boden, wobei die Fußsohlen gegen die Wand gestützt sind. Das rechte Bein liegt auf dem linken. Verbleiben Sie in dieser Position, indem Sie Ihre Spannungen 3 bis 5 Minuten lang lockern. Führen Sie die Knie an die Brust und bleiben Sie so 1 Minute, bevor Sie eine Drehbewegung auf die andere Seite machen.

Wann sollte ich üben?

Machen Sie diese Übung nach dem Aufwachen oder bevor Sie schlafen gehen. Atmen Sie dabei tief durch!
Achtung! Nicht nach dem Essen zu empfehlen! Auf keinen Fall bei Problemen mit den Wirbeln oder der Bandscheibe.

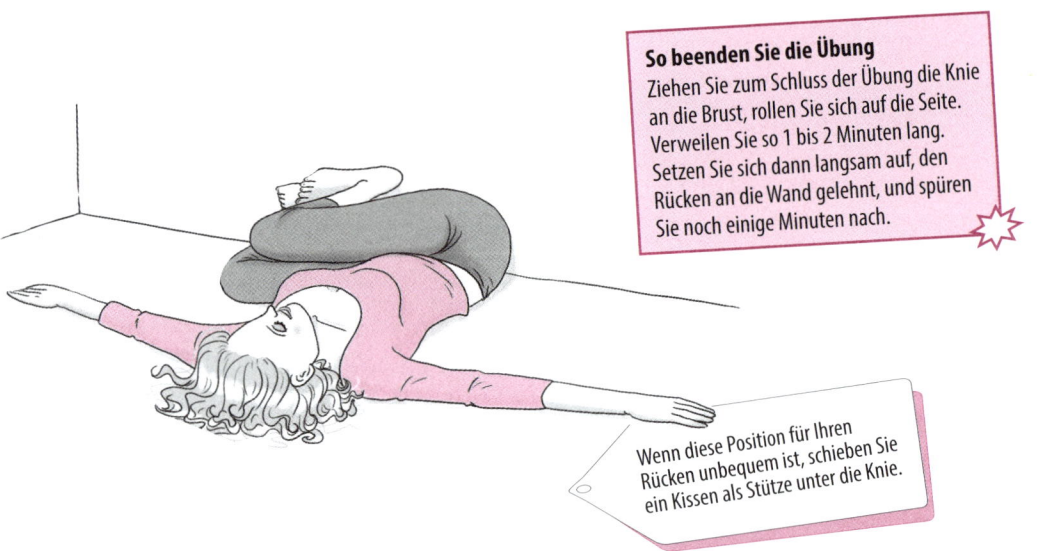

So beenden Sie die Übung
Ziehen Sie zum Schluss der Übung die Knie an die Brust, rollen Sie sich auf die Seite. Verweilen Sie so 1 bis 2 Minuten lang. Setzen Sie sich dann langsam auf, den Rücken an die Wand gelehnt, und spüren Sie noch einige Minuten nach.

Wenn diese Position für Ihren Rücken unbequem ist, schieben Sie ein Kissen als Stütze unter die Knie.

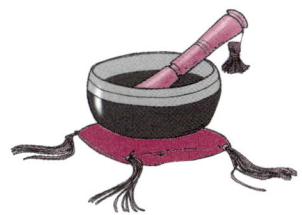

KAPITEL 3

Ich bin tiefenentspannt!

Vermutlich geht es Ihnen wie den meisten Menschen heutzutage: Sie leben auf der Überholspur. Sie haben keine Zeit und Muße für sich, und der Stress macht Sie ganz verrückt. Dass Sie nach einer Lösung suchen, sieht man schon daran, dass Sie sich mit Yoga beschäftigen. Und wirklich: Sie haben es in der Hand, Ihr Leben zu entschleunigen!

Von morgens bis abends wirken Tausende von Informationen auf unser Gehirn ein: unzählige akustische und visuelle Reize (Smartphone, Fernsehen, Reklametafeln, Stadtlärm …), die es überstrapazieren und zu Stress und schlimmstenfalls zu Depression oder Burnout führen. Unser Gehirn verarbeitet diese zahlreichen Informationen folgendermaßen: Der rechte Hirnlappen nimmt sämtliche Sinnesempfindungen auf (sehen, riechen, berühren etc.), während der linke sie einordnet. Die Überstimulierung der rechten Gehirnhälfte führt zu einem Ungleichgewicht zwischen den beiden Hälften, denn die linke Gehirnhälfte hinkt bei der Verarbeitung der Informationen oftmals hinterher.

Stellen Sie sich vor, Sie stehen am Ende eines Förderbands, das Hunderte von Gegenständen zu Ihnen transportiert, die Sie in einem Koffer verstauen müssen. Wie soll man angesichts dieses nicht enden wollenden Stroms von Sachen, der Tag für Tag auf einen zukommt, tiefenentspannt bleiben? Es gibt nur eine Lösung: die Menge der einzuräumenden Gegenstände zu begrenzen, sodass mehr Platz entsteht, man wieder klarer sieht und die Zügel seines Lebens in die Hand nehmen kann.

In diesem Kapitel lernen Sie einfache Meditationen, die Ihnen dabei helfen herauszufinden, wie Ihr Denken funktioniert und wie Sie Ihren Geist beruhigen können. Statt also alles hinzuschmeißen und zum Schafehüten aufs Land zu ziehen, stoppen Sie lieber den Stress in Ihrem Alltag. Setzen Sie sich gleich jetzt hin und ziehen Sie Bilanz. Wir werden gemeinsam ans Licht bringen, wo Ihre Stressoren liegen.

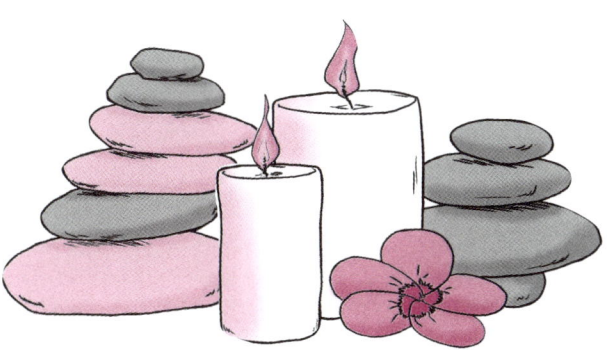

Test: Tiefenentspannt oder nicht?

Nachdem Sie morgens aus dem Bett gesprungen sind, tun Sie als Erstes Folgendes:
■ Sie lesen Ihr Horoskop, um den Tag zu planen.
▲ Sie machen drei Vollatmungen und lauschen den Vögeln.
● Sie trinken eine große Tasse Kaffee.

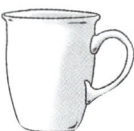

Wenn Sie durch Eingabe des falschen Codes aus Versehen Ihre Bankkarte sperren ...
▲ fragen Sie sich, ob Sie das, was Sie kaufen wollten, wirklich benötigen.
● bekommen Sie vor dem Geldautomaten einen Nervenzusammenbruch.
■ rufen Sie Ihre Bank an und unternehmen die nötigen Schritte.

Um sich zu entspannen ...
● schauen Sie sich eine Fernsehserie an.
■ greifen Sie nach Ihrem Yogabuch und rollen die Matte aus.
▲ schlagen Sie eine beliebige Seite eines Zitate-Buchs auf und meditieren über Ihren Spruch des Tages.

Man sagt Ihnen häufig, Sie seien zu ...
■ aufgedreht.
● genervt.
▲ zerstreut.

Im Supermarkt drängt sich eine Person vor ...
▲ Sie sagen nichts, ärgern sich aber noch eine Weile über die Dreistigkeit.
● Sie machen eine Szene und haben den Rest des Tages Magenschmerzen.
■ Sie warten gelassen in der Schlange, da Sie ja eh gleich drankommen werden.

Vor einem wichtigen Treffen ...
■ telefonieren Sie mit Ihrem Coach.
▲ entspannen Sie sich und stellen sich das bestmögliche Szenario vor.
● bauen Sie Ihren Stress ab, indem Sie sechs Stockwerke hochrennen.

»Tiefenentspannt sein« ist in Ihren Augen ...
● genau das Richtige für Weicheier, die sich alles gefallen lassen.
▲ nicht allzu viel wissen.
■ das beste Mittel, um glücklich zu sein.

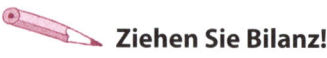 **Ziehen Sie Bilanz!**

▲	■	●

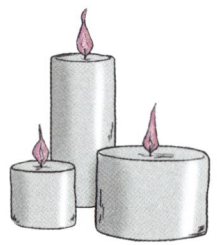

50

Sie haben überwiegend ▲: *Sie sind die Tiefenentspannung in Person*

Sie haben so viel Abstand, dass die meisten Dinge, die Ihnen zustoßen, an Ihnen vorbeigleiten, ohne Sie im Geringsten zu erschüttern. Ihre Anpassungsfähigkeit und Ihre Geduld lassen Ihre Freunde vor Neid erblassen. Sie sehen immer die positive Seite eines Ereignisses und verstehen, weshalb es geschehen ist. Sie versuchen nicht, die Situationen oder die Menschen zu beherrschen, bewahren Ihre gute Laune und tun, was getan werden muss, ohne Fragen zu stellen. Achten Sie jedoch darauf, Ihren freien Willen zu bewahren, Ihre Projekte nicht aus den Augen zu verlieren und sich mit dem Strom treiben zu lassen. Beeinflussen Sie die anderen durch Ihre tiefenentspannte Haltung und helfen Sie Ihren Freunden, ruhig zu werden. Benutzen Sie Ihr Yogabuch, um Ihre Wirkungskraft zu untermauern und noch mehr Klarsicht und Weisheit zu erwerben.

Sie haben überwiegend ■: *Sie sind die Beherrschtheit in Person*

Sie wissen, was Sie wollen, und Sie organisieren sich so, dass Sie Ihre Ziele erreichen. Ihr Wort ist verbindlich, und nichts hält Sie auf. Für jedes Problem gibt es eine Lösung. Sie sind auf die alltäglichen Überraschungen gefasst und haben alles im Griff. Sie reiben sich für die anderen auf und vergessen, wenn Sie sich zu etwas verpflichtet haben, sogar zu schlafen und zu essen … Passen Sie auf sich auf! Seien Sie sich bewusst, dass sich die Erde weiterdrehen wird, auch wenn Sie nicht alles unter Kontrolle halten. Schlagen Sie Ihr Yogabuch auf und entspannen Sie, meditieren Sie, atmen Sie 5 Minuten lang tief. Und vertrauen Sie auf das Leben: Die anderen werden lernen, selbst mit ihren Problemen fertigzuwerden.

Sie haben überwiegend ●: *Da Sie von Ihren Gefühlen überwältigt werden, sind Sie die Impulsivität in Person*

Sie spüren eine große Kraft in sich, und das jagt Ihnen Angst ein. Sie weigern sich jedoch zu erforschen, was dahintersteckt, denn das beunruhigt Sie zu sehr. Sie wissen nicht, wo Sie anfangen sollen, und das ist Ihr Problem. Sie ertragen also Ihren Stress und haben keine Ahnung, wie Sie ihn abbauen können. Er stellt sich ohne Vorwarnung ein, begleitet von Herzklopfen und Wut. Sie klagen die ganze Welt an, dabei würden Sie zur Ruhe kommen, wenn Sie einen Augenblick lang innehalten würden. Denken Sie daran: Alles ist »Energie«. Zorn und Stress sind Manifestationen einer Energie, die nicht weiß, in wessen Dienst sie sich stellen soll. Sie dreht sich im Kreis und explodiert schließlich. Stellen Sie sich »echte« Fragen, damit Ihre Handlungen Sinn bekommen und Sie sich wohlfühlen. Schlagen Sie Ihr Yogabuch auf und führen Sie sorgfältig die Beobachtungs- und Meditationsübungen aus, die auf den nächsten Seiten folgen.

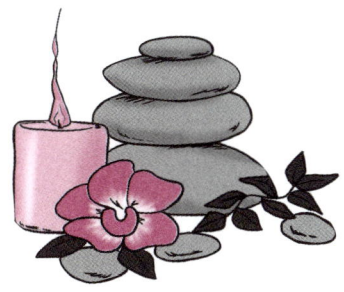

51

Ich lerne, mich zu beobachten

Die Selbstbeobachtung ist ein wichtiges Instrument, um den Wirbel Ihrer Gedanken und Gefühle zu erforschen – ohne sich daran festzuhalten. Den meisten von uns fällt dieses innere Beobachten schwer. Wir nehmen uns normalerweise ja nicht mal die Zeit, unsere Gefühle wahrzunehmen, geschweige denn, sie aufmerksam zu betrachten. Das Tempo des modernen Lebens ist dermaßen schnell, dass es nur wenige Pausen gibt, die wir nutzen könnten, um Bilanz zu ziehen, über unser Verhalten nachzudenken oder eine andere Haltung gegenüber den Ereignissen einzunehmen. Meist reagieren wir spontan nach gewohnten Mustern, sodass manchmal Situationen entstehen, die wir gar nicht wollten.

Der erste Schritt zur Yogameditation besteht darin, eine Beobachterposition einzunehmen, die es Ihnen ermöglicht, Ihre Empfindungen und Gefühle »bewusst« wahrzunehmen – ohne Bewertung oder Selbstverurteilung, nur anschauen, was sich zeigt. Das ist anspruchsvoller, als man glaubt, denn wir neigen grundsätzlich dazu, alles zu bewerten, vor allem uns selbst! Nachdem Sie einmal die Mechanismen Ihrer Gedanken beobachtet haben, können Sie erkennen, was hinter Ihren Überzeugungen steht, welche Ängste oder Traumata zugrunde liegen. Indem Sie diese gewöhnlich unbewussten Reaktionen durchleuchten, können Sie problematische Aktionen vermeiden und Ihre innere Wahrheit zu Wort kommen lassen … Diese Wahrheit, die hinter verdrängten Erinnerungen pocht und nichts anderes will, als ans Tageslicht zu gelangen.

Zwei Übungen zur Beobachtung der Gedanken

»5 Minuten in meinem Kopf«

Nehmen Sie einen Stift, setzen Sie sich und notieren Sie alle Gedanken, die Ihnen in den nächsten 5 Minuten durch den Kopf gehen.

Meine kleinen Dämonen

Notieren Sie die fünf negativen Gedanken, die Ihnen am häufigsten durch den Kopf gehen, und versehen Sie diese mit einem Namen, um sie zu identifizieren, wenn sie auftauchen: Zum Beispiel »Ich kenne dich, du bist Balthazar, mein Dämon Nr. 1: Ich bin nicht gut genug, um geliebt zu werden«.

Wenn Sie die negativen Gedanken, die Sie unbewusst pflegen, erkennen und ihnen einen (möglichst humorvollen) Namen geben, fällt es Ihnen leichter, auf Distanz zu ihnen zu gehen und sich von ihnen zu befreien.

1. negativer Gedanke ....

2. negativer Gedanke ....

3. negativer Gedanke ....

4. negativer Gedanke ....

5. negativer Gedanke ....

Körper, Gefühle und Geist

Die Parabel von der Kutsche

Diese berühmte Parabel ist der *Katha Upanischade* entnommen, einem alten heiligen Text aus Indien, der die Beziehungen zwischen Körper, Gefühlen und Geist veranschaulichen möchte.

Auf dem Bild sieht man eine Kutsche, die von zwei Pferden gezogen wird: Das Fahrzeug symbolisiert unseren physischen Körper. Mit diesem kommen wir auf unserem Lebensweg, der Unebenheiten, Löcher oder Steine aufweist, voran. Die Kutsche wird von zwei Pferden gezogen, Symbole für unsere Gefühle. Das eine ist weiß, und steht für den väterlichen Einfluss, das andere ist schwarz und repräsentiert unsere Abstammungslinie mütterlicherseits. Das Gespann wird von einem Kutscher gelenkt, dem Symbol des Geistigen, der die Zügel in der Hand hält und die Richtung vorgibt. Im Inneren der Kutsche repräsentiert der Fahrgast den inneren Führer, denjenigen, der weiß, wohin er sich begeben möchte, und der den Weg auswählt, um dorthin zu gelangen.

Die Schwierigkeit könnte darin bestehen, dass der Kutscher nicht auf sein Inneres hören möchte, die Richtung ändert oder die Streckenwahl, die sein Führer getroffen hat, nicht versteht. So entsteht ein Konflikt, der dazu führt, dass die Kutsche anhalten muss, damit der geistige Kutscher und sein innerer Fahrgast miteinander kommunizieren.

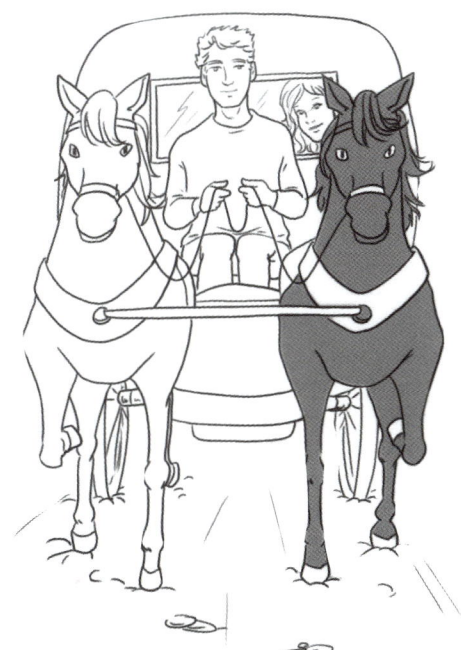

Wenn die Pferde sich selbst überlassen sind, besteht die Gefahr, dass sie unwillkürlich die Kutsche in die Spuren lenken, die von den vorherigen Fahrzeugen hinterlassen wurden. Diese Spuren sind das Symbol der elterlichen Abstammungen oder des Einflusses der elterlichen Erziehung. Sie stellen daher das Risiko dar, dass wir unreflektiert die alten Entwürfe nachahmen. Es kommt nur allzu häufig vor, dass die aus der Kindheit gewohnten Modelle wiederholt werden, ohne dass der eigene freie Wille geltend gemacht würde. Unter anscheinend »normalen« Umständen rauben uns unsere automatischen Reaktionen die Freiheit. Und wenn die Räder der Kutsche erst mal in den Spuren stecken, ist es viel schwieriger, sich daraus zu befreien, als sich darin weiterzuschleppen.

Malen Sie jetzt die Illustration farbig an und denken Sie an jedes einzelne der Symbole, die Sie bunt färben werden. Schreiben Sie nun mit dieser Parabel im Hinterkopf eine Situation auf, in der Sie Ihrer Meinung nach »zu schnell« reagiert haben.

Um noch einen Schritt weiterzugehen, erklären Sie den Ablauf der Situation anhand der einzelnen Symbole …

Auf dem Weg (*erklären Sie den Ausgangspunkt der Situation, bei der Sie Ihre Reaktion nicht im Griff hatten*)

....

....

Die Reaktion des Kutschers (*beschreiben Sie das Verhalten, das Sie gezeigt haben*)

....

....

Die Gefühle der Pferde (*lassen Sie sich Zeit, um die Szene zu visualisieren, und spüren Sie die Gefühle, die Ihre Reaktion bewirkt haben*)

....

....

Der Zustand der Kutsche (erklären Sie, was sich in Ihrem Körper manifestiert)

....

....

Die Botschaft des Fahrgasts (schließen Sie mit der Lektion, die Sie diese Erfahrung gelehrt hat)

....

....

Stressbewältigung durch Meditation

Stress ist im modernen Leben leider allgegenwärtig. Was, wenn ich Ihnen sage, dass wir das meiste an Stress jedoch selbst verursachen? Und zwar, weil wir viel zu viel denken. Ständig sind wir in der Vergangenheit oder Zukunft, selten im Jetzt. Wir grübeln über das, was geschehen ist, malen uns aus, was geschehen könnte, käuen endlos reale oder eingebildete Konfliktsituationen wieder … Stress nährt sich von Projektionen und negativen Überzeugungen und schafft zahlreiche Ängste. Diese Ängste beschränken uns, indem sie unsere Wahrnehmung von uns selbst und der Welt verändern. Irgendwann stellen wir diese Wahrnehmung gar nicht mehr infrage. Somit wird die objektive Realität zur subjektiven Realität geschmälert. Letztlich agieren wir nicht bewusst, sondern reagieren nur gewohnheitsmäßig automatisch. Im Yoga nennt man dies »Maya«: die Illusion. Das ist die mentale Falle, aus der Yoga uns befreien möchte, damit wir die Welt so sehen können, wie sie ist, nicht wie wir sie durch den Filter unserer Denkmuster wahrnehmen.

Wie wirft man einen neutralen Blick auf die Dinge?

Das Ziel besteht darin, sich von automatischen Beurteilungsmechanismen, die von unserem Geist ausgelöst werden, zu lösen (ein Todesfall ist traurig; ein verpasster Bus ist schlimm; Regentage sind grässlich), genauso von »Überzeugungs-Gewissheiten«, wie sie von der Gesellschaft und der Erziehung eingeimpft werden (Erfolg im Leben bedeutet, einen »anständigen« Beruf auszuüben, in dem man viel Geld verdient; beziehungsfähig zu sein bedeutet, ein Leben lang mit einem Menschen zusammenzu-

bleiben …). Durch den Abstand vom gewohnten Denken erhalten wir die Chance, zu unserem wahren Wesen vorzudringen und den eigentlichen Sinn des Lebens zu erkennen.

Um uns von inneren Überzeugungen zu lösen, die häufig unsere Wertvorstellungen und unsere Identität prägen, müssen wir lernen, die Dinge mit neutralem Blick zu betrachten, aufhören, die Ereignisse als »gut« oder »schlecht« zu beurteilen, verinnerlichen, dass alles wichtig, aber nichts schlimm ist, und es wagen, die Welt so zu sehen, wie sie ist …

Diese Arbeit der Loslösung erfolgt, indem wir zu unseren Gedanken und Gefühlen auf Abstand gehen. Durch die Technik der Beobachtung unserer Gefühle und durch Visualisierung beginnen wir, die Filter zu entfernen. So gelingt es uns, eine neue innere Einstellung zu schaffen, Gleichmut zu erlangen und immer klarer zu sehen. Das ist die Kunst der Meditation.

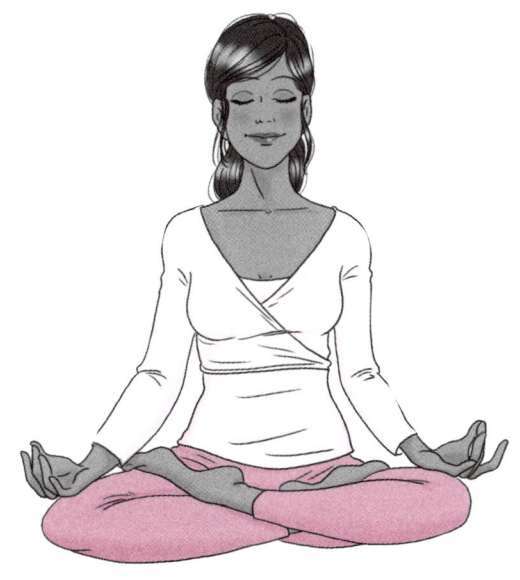

55

Zwei Achtsamkeitsmeditationen

»Guten Morgen« (10 Minuten)

Nach einer Meditation von Fabrice Midal, Günder der École occidentale de méditation.

Sie können entweder die Meditations-übung durchlesen und aus dem Gedächtnis üben oder Sie auf Ihr Smartphone sprechen, um sich selbst dabei anzuleiten.

Diese Meditation hat das Ziel, einen neutralen und freundlichen Blick auf das zu werfen, was im Augenblick ist.

Wie funktioniert die Übung?

Um diese Übung auszuführen, bleiben Sie ganz entspannt einfach da sitzen, wo Sie sind, wie Sie sind. Wenn Sie mögen, schließen Sie zwischendurch die Augen.

Beginnen Sie damit, Ihren Körper zu beobachten. Wie ist die Position, in der Sie sich befinden? Wo berührt Ihr Körper etwas – einen anderen Körperteil, die Unterlage? Gibt es irgendwo Spannungen? Beobachten Sie alles einfach nur in einer Haltung von »Aha, so ist das also«, ohne Beurteilung oder dem Versuch, etwas zu verändern.

Beobachten Sie dann, was in Ihrem Inneren geschieht. Welche Gedanken wirbeln Ihnen durch den Kopf? Beobachten Sie diese nur und lassen Sie sie weiterziehen, wie Blätter, die ein Fluss mit sich nimmt.

Achten Sie als Nächstes auf die Geräusche in Ihrer Umgebung und auf die Qualität der Stille.

Dann achten Sie auf das Licht, das Sie umgibt, und auf die Temperatur, ohne ein Urteil abzugeben (»es ist zu heiß, zu dunkel« …), beobachten Sie lediglich, was ist.

Zum Schluss beziehen Sie all diese Informationen in Ihr Bewusstsein ein: Ihren Körper, Ihre Geistesverfassung und die Qualität der Atmosphäre.

Nehmen Sie sich die Zeit, diese Übung in aller Ruhe zu absolvieren. Dies ist das erste entscheidende Instrument, um zu verstehen, was es mit der Meditationspraxis auf sich hat: voller Aufmerksamkeit und Neugier die Dinge, wie sie sind, aufzunehmen und zu betrachten, ohne zu versuchen, sie zu verändern oder sich selbst zu verändern.

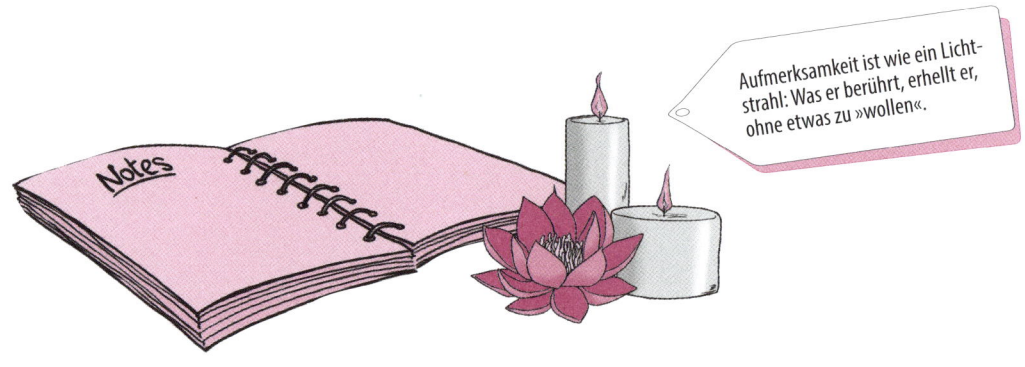

Aufmerksamkeit ist wie ein Lichtstrahl: Was er berührt, erhellt er, ohne etwas zu »wollen«.

Die Berg-Meditation (15 Minuten)

Nach einer Meditation von Jon Kabat Zinn, Gründer der Stress Reduction Clinic und Lehrer für Achtsamkeitsmeditation.

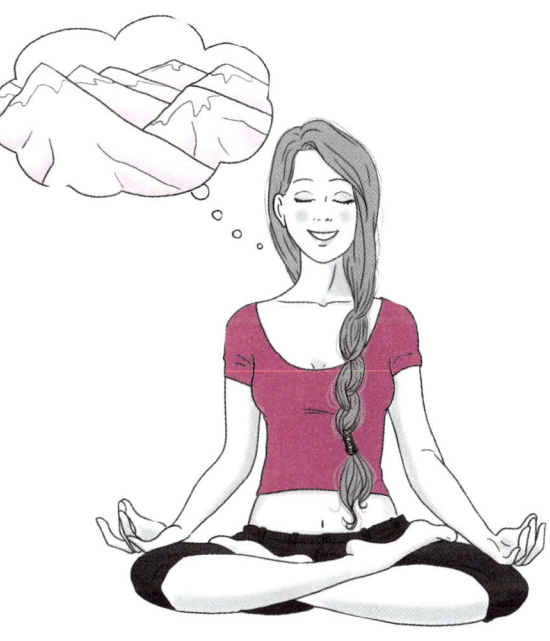

Diese Meditation besteht darin, sich einen Berg vorzustellen und dessen Eigenschaften der Kraft und der Stabilität in sich zu integrieren, um zu lernen, beharrlich zu bleiben, ungeachtet der Veränderlichkeit des Geists, des Körpers und der Außenwelt.

Wie funktioniert die Übung?

Um diese Übung auszuführen, nehmen Sie eine bequeme Sitzhaltung ein, halten den Rücken gerade, lassen die Schultern sinken und legen die Hände auf die Knie.

Beginnen Sie damit, sich auf Ihren Atem zu konzentrieren, ohne zu versuchen, Ihre Atmung zu verändern.

Stellen Sie sich dann den schönsten Berg vor, den Sie je gesehen haben, oder erfinden Sie einen vor Ihrem geistigen Auge.

Betrachten Sie seine allgemeine Form: den zum Himmel aufragenden Gipfel, den Fuß des Berges, verankert in der Erde, die schroffen Abhänge, die sanften Täler … Bleiben Sie sitzen, atmen Sie ruhig, stellen Sie sich diesen Berg vor und betrachten Sie seine Besonderheiten.

Wenn Sie sich bereit fühlen, nehmen Sie mit jedem Atemzug die massive, reglose und majestätische Beschaffenheit des Berges in sich auf, sodass Sie und der Berg schließlich eine Einheit bilden und Sie dieselbe Beschaffenheit wie er besitzen.

Spüren Sie Ihren Kopf wie den Gipfel des Berges, Ihr Becken als seine Basis (wenn Sie auf einem Stuhl sitzen, die Füße) und Ihre Arme als seine Abhänge. Spüren Sie bei jedem Atemzug den Berg in sich, der atmet, regungslos und stabil.

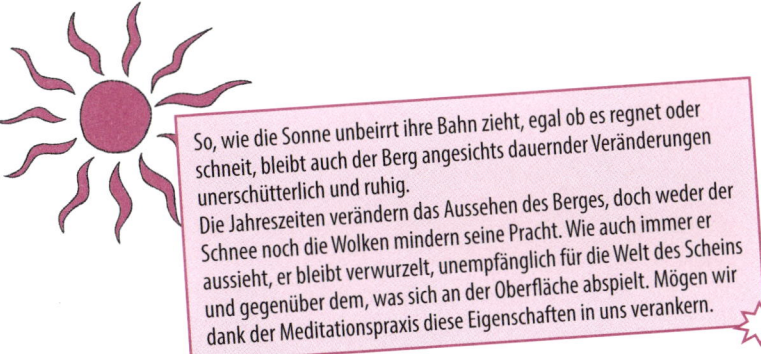

So, wie die Sonne unbeirrt ihre Bahn zieht, egal ob es regnet oder schneit, bleibt auch der Berg angesichts dauernder Veränderungen unerschütterlich und ruhig.
Die Jahreszeiten verändern das Aussehen des Berges, doch weder der Schnee noch die Wolken mindern seine Pracht. Wie auch immer er aussieht, er bleibt verwurzelt, unempfänglich für die Welt des Scheins und gegenüber dem, was sich an der Oberfläche abspielt. Mögen wir dank der Meditationspraxis diese Eigenschaften in uns verankern.

Welche Wirkung hat die Meditation auf mein Gehirn?

Mittlerweile haben Wissenschaftler entdeckt, dass das Gehirn seine Strukturen entsprechend den Reizen, die es empfängt, verändert: Wie bei einem Workout im Fitnessstudio wachsen die häufig beanspruchten Zellen, während jene, die wenig genutzt werden, schrumpfen. Diese Geschmeidigkeit des Gehirns nennt man »Neuroplastizität« oder »Gehirnplastizität«.

In den letzten Jahren wurden Studien mit erfahrenen Meditierenden durchgeführt. In Gehirnscans konnte nachgewiesen werden, dass die Teile ihres Gehirns, die dazu beitragen, regenerierende Gefühle zu erzeugen – Glück, Begeisterung, Freude und Selbstbeherrschung –, eine starke Aktivität aufwiesen. Diejenigen Teile des Gehirns, die mit bedrückenden Gefühlen verbunden sind wie Depression, Egozentrik, Traurigkeit oder Unzufriedenheit, waren hingegen viel weniger aktiv.

Es wurde auch eine geringere Aktivität in der Gehirnzone festgestellt, die Angst und Zorn auslöst sowie eine Entwicklung der Fähigkeiten, einen Zustand inneren Friedens zu erlangen – selbst unter schwierigen Umständen –, und eine ungewöhnliche Fähigkeit zu Empathie und Mitgefühl.

Die Studien über die »Meditationsprofis« führte zu einer Studie, in deren Mittelpunkt nun Meditationsanfänger standen, die an einem achtwöchigen Meditationskurs teilnahmen.

Selbst bei einem derart kurzen Training konnten die Wissenschaftler mithilfe der Kernspintomografie eine deutliche Veränderung in der Struktur des Gehirnbereichs feststellen, der mit Emotionen wie Angst, Aversion und Stress verknüpft ist. Die Kandidaten erwiesen sich auch hinterher noch als emotional »weniger empfänglich« für Stressfaktoren.

Diese Arbeiten, die unter dem Titel »Mindfulness practice leads to increases in regional brain gray matter density« (Zeitschrift *Psychiatry Research, Januar 2011*) veröffentlicht wurden, zeigten ebenfalls eine vermehrte Dichte der grauen Hirnsubstanz in den Zentren des Gehirns auf, die mit Selbstwahrnehmung, Selbstbeobachtung und Mitgefühl in Verbindung gebracht werden.

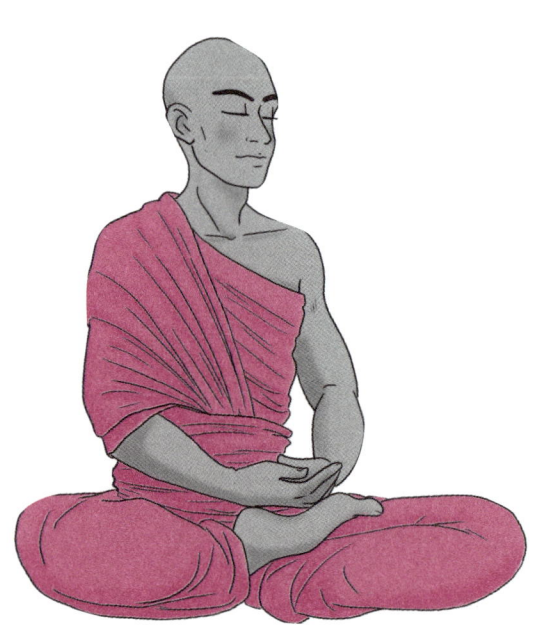

KAPITEL 4

Ich entwickle die Yogahaltung

Da Yoga die Kunst verkörpert, die Dinge bewusst zu betrachten, berührt er alle Aspekte unseres Lebens – ob es um unsere Gedanken, unseren Konsum, unsere Kommunikationsweise oder die Einrichtung unserer Wohnung geht. Nutzen Sie die Gelegenheit, Ihre Augen zu öffnen und jedes Detail Ihres Alltags mit Achtsamkeit wahrzunehmen.

Ich und mein Körper

Warum ist es so wichtig, auf sein Inneres zu hören, sich zu respektieren, sich selbst zu lieben und auf sich achtzugeben? Weil wir nur diesen einen Körper haben. Wenn Sie auf Dauer »Raubbau« betreiben, zu wenig schlafen, zu viel ungesundes Zeug essen, zu viel Alkohol trinken, zu viel arbeiten, zu lang vor dem Smartphone, PC oder Fernseher sitzen, wird er Ihnen früher oder später durch allerlei gesundheitliche Beschwerden signalisieren, dass Sie nicht gut für sich sorgen. Die Verdauungsprobleme, die Rückenschmerzen, die Migräne oder was auch immer Sie zu plagen beginnt, lassen sich eine Weile ignorieren oder mit Medikamenten kurzzeitig bessern. Doch wenn Sie nichts ändern, wird Ihr Körper sich irgendwann ganz vehement zu Wort melden! Ein gesunder Geist und ein gesunder Körper sind die beste Garantie, auf lange Sicht vital und unabhängig zu bleiben.

Unsere heutigen Lebensbedingungen sind nicht ideal für eine stabile Gesundheit, da sie den natürlichen Rhythmus des Körpers kaum berücksichtigen. Wir sitzen, verglichen mit unseren Vorfahren, zu viel und zu lange, wir essen zu wenig regionale, frische und unbehandelte Lebensmittel, wir werden von negativen Meldungen aus aller Welt überflutet und sind permanent unter Druck – in der Arbeit wie in der Freizeit. Und das wird als »Fortschritt« bezeichnet! Bei Yoga wird diese Entwicklung dagegen als »Maya«, die Welt des Scheins und der Illusion, angesehen.

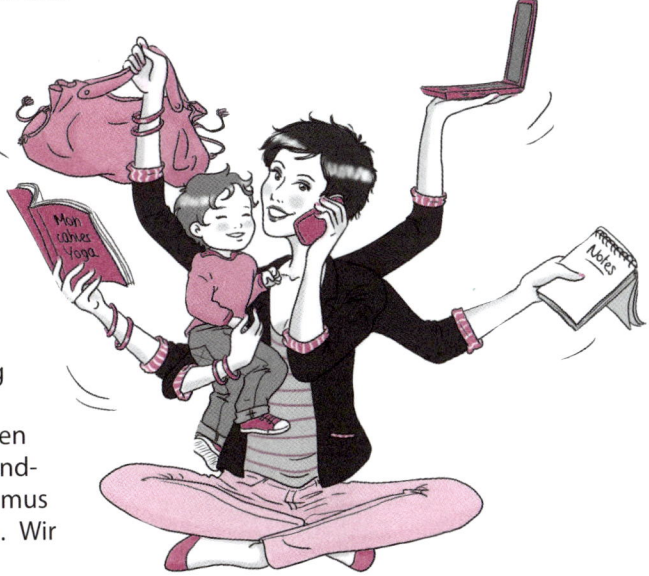

59

Natürlich ist es nicht erstrebenswert, die Lebensbedingungen unserer Vorfahren, der Höhlenmenschen, wieder aufleben zu lassen. Doch wir können versuchen, bewusster mit so mancher modernen Erfindung umzugehen. Besonders dann, wenn durch zahlreiche Studien die schädlichen Aspekte nachgewiesen wurden. Wie also können wir uns schützen und mit unserer Umwelt umgehen, ohne der Zivilisation den Rücken zu kehren?

Strahlenbelastung

Es ist heutzutage kaum möglich, den Strahlungen von WLAN und Telefon zu entgehen. Um sich etwas vor schädlicher Strahlung zu schützen, schalten Sie Ihr Handy ab, wenn Sie es nicht mehr benutzen. Achten Sie auch darauf, wo Sie es aufbewahren: Hosentaschen befinden sich viel zu nah an empfindlichen Organen und Hemdtaschen zu nah am Herzen …

Giftige Haushaltsprodukte

Die meisten dieser Produkte sind im Allgemeinen giftig und lösen Allergien aus. Benutzen Sie sie einfach nicht! Nehmen Sie stattdessen lieber Produkte, die als »Öko« oder »Bio« gekennzeichnet sind, oder wählen Sie alternative Möglichkeiten (weißen Essig, essigsaure Tonerde, Gallseife …)

Pestizide in Lebensmitteln

Pestizide, wie sie in der intensiven Landwirtschaft eingesetzt werden, haben gefährliche Wirkungen auf den Organismus. Wählen Sie Lebensmittel, deren Herkunft Sie kennen, die so wenig wie möglich behandelt und verändert sind, nehmen Sie kein Obst und Gemüse, die aus Ländern importiert wurden, deren Anbaumethoden intensiv

sind (das gilt auch für Bio-Produkte!). Lesen Sie die Etiketten. Vergiften Sie sich nicht unter dem Vorwand des guten Geschmacks, des praktischen Aspekts oder des günstigen Preises …

Beachten Sie den Rhythmus der Jahreszeiten

Alle Tiere passen sich den Jahreszeiten an … Doch wir Menschen halten Sommer wie Winter dieselben Arbeits- und Schlafzeiten ein. Natürlich ist das widersinnig! Achten Sie zumindest darauf, Ihre Bedürfnisse in Bezug auf Schlaf und Ernährung zu berücksichtigen (siehe ab Seite 69).

Respektieren Sie Tag und Nacht

Natürlich ist es bequem, über Elektrizität und (Dauer-)Beleuchtung, wie sie besonders in den Städten gang und gäbe sind, zu verfügen. Doch dadurch ist unser Gehirn völlig vom Rhythmus der Sonne abgekoppelt. Versuchen Sie, mehr auf diesen zu achten. Es geht nicht darum, dass Sie mit den Hühnern ins Bett gehen und Ihre sozialen Kontakte vernachlässigen sollen, sondern einfach darum, die Rhythmen, die alles Leben bestimmen, zu akzeptieren, um nicht ständig über Ihre eigenen Grenzen hinauszugehen.

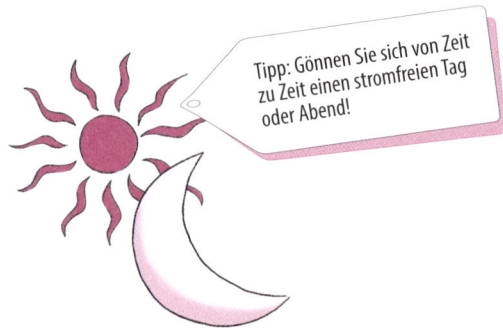

Tipp: Gönnen Sie sich von Zeit zu Zeit einen stromfreien Tag oder Abend!

60

Den Körper in Bewegung halten

Unser Körper besteht aus etwa 200 Knochen, 700 Muskeln, 13 Gelenken, zwei Händen und zwei Füßen, zehn Fingern und zehn Zehen … Und das alles, um stundenlang auf einem Stuhl zu sitzen? Lassen Sie also Ihre Gelenke ihre Arbeit machen, genauso Ihre Muskeln: Bewegen Sie sich, dehnen Sie sich, seufzen und gähnen Sie, spüren Sie Ihren Herzschlag und atmen Sie tief ein und aus. Ihr Körper dankt es Ihnen.

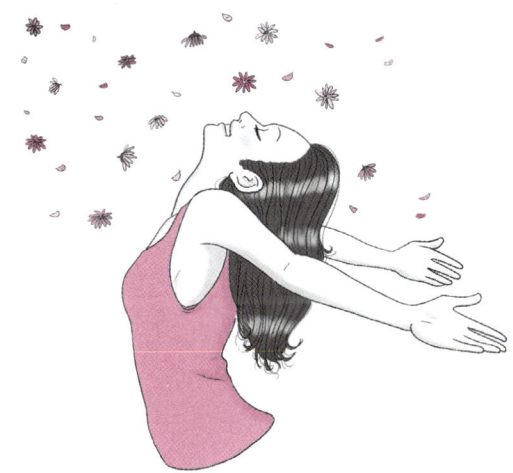

Ich und die anderen

Das Ego

Menschen entwickeln von klein auf ein Bewusstsein für das »Ich«, was im Yoga »ahamkara«, das Ego, genannt wird. Im Deutschen ist dieser Begriff negativ besetzt, während es sich in der indischen Vorstellung lediglich um die Identifikation des individuellen oder persönlichen »Ich« handelt.

Durch die Konstruktion des Ego zeichnet sich sehr bald ein Mangelprinzip ab, das unsere Beziehungen zu den Dingen und den anderen Menschen bedingt. Die Tatsache, seine Kinder, seine Eltern und seine Familienmitglieder mehr als die anderen lieben zu »müssen«, erzeugt nämlich die Angst vor Mangel (»ich kann nur von bestimmten Menschen Liebe empfangen«), die im Unbewussten der meisten von uns wirkt. Um dieser Angst vor der Leere zu entgehen, kompensieren wir sie mit materiellen Dingen. Wer hat noch nicht an einem trübseligen Tag durch exzessives Shoppen viel zu viel Geld ausgegeben?

Beziehungen

Eine Welt, die dem, was besonders ist, Wert beimisst, erweckt in den Menschen das Bedürfnis, sich zu profilieren, um anerkannt zu werden. Einige versuchen, Wertgegenstände oder Personen (ein schönes Auto oder eine schöne Ehefrau) zu »besitzen«, um das Gefühl zu haben, zu leben. Andere tragen Masken und erschaffen fiktive Persönlichkeiten, um zu verbergen, »dass sie real sind«, aus Angst, nicht gut genug zu sein, um geliebt zu werden.

Wenn wir zu einer zwischenmenschlichen Wahrhaftigkeit gelangen möchten, gilt es, einige goldene Regeln zu beachten, die uns dabei helfen, Konflikte zu vermeiden, die aus banalen Missverständnissen oder aus irgendwelchen Verwechslungen entstehen. Wie wäre es, wenn Sie gleich jetzt Ihre Beziehungen überprüfen würden, um zukünftig mehr Intensität und Nähe genießen zu können?

»Sprach-Yoga«: Sieben Tipps für glückliche Beziehungen

Erster Tipp: »ich« sagen

Diese wunderbare Übung können Sie in der Familie oder bei Freunden anwenden. Versuchen Sie bei Ihrer Kommunikation mit anderen »ich« zu sagen, wenn Sie von sich sprechen. Verwenden Sie »du« oder »Sie«, wenn Sie sich an eine oder mehrere Personen wenden, die Ihnen gegenübersitzen, und vermeiden Sie bewusst das neutrale Pronomen »man«, das Sätze meist unverbindlich oder sogar anklagend werden lässt.

Zweiter Tipp: Zuhören

Hören Sie sich alles an, was Ihr Gesprächspartner Ihnen sagen möchte, bevor Sie ihm antworten, und fallen Sie ihm nicht ins Wort! Äußern Sie auch Ihr Missfallen, wenn jemand Sie unterbricht. Fordern Sie Respekt ein.

Übung: Aktives Zuhören
Achten Sie bei Ihrer nächsten Unterhaltung darauf, die kleine Stimme in Ihrem Kopf zum Schweigen zu bringen, während Ihr Gesprächspartner mit Ihnen redet. Nehmen Sie eine aktive Zuhörhaltung ein, keine passive. Richten Sie Ihre Aufmerksamkeit eindeutig auf den anderen und nicht auf Ihre eigenen Reaktionen.

Schreiben Sie danach Ihre Eindrücke auf:

....
....
....
....
....
....

Dritter Tipp: Siebenmal das Wort im Mund umdrehen

Wenn Sie spontan auf eine Aussage oder Frage reagieren wollen, versuchen Sie innezuhalten und sich kurz Zeit zu nehmen, zu empfinden, was in Ihnen vorgeht. Dadurch begehen Sie nicht den Fehler, patzig, beleidigt oder aggressiv zu antworten. Mit wachsender Meditationspraxis gelingt es Ihnen sicher immer besser, diese Beobachterposition einzunehmen (siehe Seite 52). Wann immer Sie das Wort ergreifen wollen, fragen Sie sich: Ist das, was ich sagen will, aufbauend? Ist es notwendig? Oder will ich nur auch wieder etwas gesagt haben?

Übung: Die Uhr in der Hand
Warten Sie bei der nächsten Unterhaltung mit Freunden bewusst 10 Sekunden, bevor Sie Ihrem Gesprächspartner antworten.

Schreiben Sie danach Ihre Eindrücke auf:

....
....
....
....
....
....

Vierter Tipp: Runter mit den Masken!

Seien Sie im Umgang mit anderen »echt«! Nehmen Sie sich vor, »authentisch« zu sein, statt sich immer nur höflich oder rücksichtsvoll zu benehmen. Hören Sie damit auf, Dinge zu tun oder zu sagen, nur um den anderen zu gefallen. Respektieren Sie Ihre eigene Persönlichkeit, damit auch die anderen es tun.

Übung: Handlung oder Wahrheit?
Denken Sie über die Ereignisse während des Tages nach und füllen Sie dann nachfolgende Tabelle aus:

Eine Situation, in der ich mich »politisch korrekt« verhalten habe	So habe ich mich dabei gefühlt	So fühle ich mich jetzt beim Gedanken daran	Wie hätte meine Position sein können, wenn ich »authentisch« gewesen wäre?	Stellen Sie sich den idealen Ablauf der Situation vor

Fünfter Tipp: Wohlwollen

Um eine echte Beziehung mit anderen aufzubauen, ohne Furcht vor Ablehnung, ist es wichtig, eine Atmosphäre des Wohlwollens zu schaffen. Das bedeutet, sich selbst anzunehmen und auch den anderen als Persönlichkeit zu akzeptieren, ohne zu beurteilen, in einer freundschaftlichen, ja, brüderlichen bzw. schwesterlichen Haltung. In einem wohlwollenden Umfeld müssten wir keine Angst haben, nicht zu gefallen, und wir hätten keinerlei Grund zu lügen. Lügen bedeutet, zu verbergen, wer man ist, aus Angst, nicht mehr akzeptiert zu werden, wenn man

sein wahres Ich zeigt ... Doch wen verrät man denn letztlich durch die Lüge?

Zeichnen Sie auf Papier eine Person, die Sie vor Kurzem geärgert oder gekränkt hat (es kommt nicht auf künstlerisches Können an – Sie wissen ja schließlich, wer gemeint ist). Malen Sie um die Person herum kleine Herzen und Symbole des Wohlwollens und denken Sie an deren Qualitäten, an deren eigene Verletzungen und daran, was Ihr Ärger auf die Person Ihnen über sich selbst verrät.

Sechster Tipp: Spieglein, Spieglein an der Wand ...

Sehr häufig spiegelt das, was Sie bei den anderen ärgert, einen Teil Ihrer eigenen Persönlichkeit, den Sie nicht sehen wollen, wider … Lassen Sie sich Zeit, um diesen Teil Ihrer Persönlichkeit zu erkennen, und gewinnen Sie Abstand. Die Welt sieht so aus, wie man sie sieht. Finden Sie nicht, dass die Menschen, die Sie lieben, schön sind? Sorgt Ihr Sinn für Humor nicht häufig dafür, dass Sie einen angenehmen Tag erleben?

Siebter Tipp: Loslassen

Loslassen soll lediglich heißen, damit »aufzuhören, sich an das zu klammern, was wir nicht ändern können (die Menschen, das Wetter, die Vergangenheit …), den Ablauf des Lebens wie ein Theaterstück zu beobachten, bei dem alles festgelegt ist, und eine Situation die andere ablöst«.

Im Yoga heißt dieses Lebensgesetz, also die Verbindung zwischen Ursache und Wirkung, das »Karmagesetz«. Eine schlechte Erfahrung ermöglicht es uns, eine neue Erkenntnis zu gewinnen – und das ist immer auch etwas Positives. Das Loslassen besteht also darin, weder für noch gegen das zu sein, was uns widerfährt, und darauf zu vertrauen, dass alles einen Sinn hat. Wenn wir die Ereignisse des Lebens wie eine Vielfalt von Unterweisungen betrachten, wird uns das mit jedem Tag innerlich wachsen lassen.

Kleine Loslass-Übung

Brechen Sie mit einer guten Freundin oder einem vertrauten Freund mit verbundenen Augen zu einem Bummel auf. Geben Sie ihr oder ihm die Hand und lassen Sie sich schweigend führen. Beobachten Sie während dieser Übung, wie lange Sie be-

nötigen, um Vertrauen zu schöpfen, und achten Sie auf alle Empfindungen, Ängste und Spannungen, die Sie durchlaufen … Versuchen Sie, die Erfahrung mit Leib und Seele zu erleben, und haben Sie Spaß daran!

Geschichte der kleinen Seele, die Mensch werden wollte

Das ist die Geschichte einer kleinen Seele im Reich der Seelen, die Mensch werden wollte.

Doch ihre Freundinnen warnten sie: »Weißt du, da unten gibt es verwirrende Gefühle; du wirst einen schweren Körper haben und schwierige Erfahrungen durchmachen …«

Aber es nutzte alles nichts: Die kleine neugierige Seele beharrte auf ihrem Wunsch.

Schließlich wurde ihr das Privileg, zu inkarnieren, gewährt.

Nun musste sie sich aber entscheiden, welche Erfahrung sie während ihres menschlichen Daseins durchleben wollte. Sie sprach sich für die Vergebung aus. Also beschloss man, sie auf die Erde zu schicken und ihr eine menschliche Gestalt zu geben, damit sie die Erfahrung der Vergebung machen konnte. Vor ihrer Abreise wurde sie von einer anderen kleinen Seele aufgesucht, die sie nicht kannte.

»Was tust du hier?«, fragte sie die zweite kleine Seele.

»Ich begleite dich«, antwortete diese.

»Ach so? Warum?«

»Weil du die Erfahrung der Vergebung nicht allein machen kannst.«

»Oh … Aber warum tust du das?«

»Weil ich dich liebe.«

Klappen Sie dieses Buch zu und gönnen Sie sich einen Augenblick der Stille, um über diese Geschichte nachzudenken, bevor Sie Ihre Alltagsaktivitäten fortsetzen.

Ich übe mich in positivem Denken

Viel Spaß!!!

Trainieren und dabei Spaß haben

Nachdem neurowissenschaftliche Forschungen die Gehirnplastizität bewiesen haben, wissen wir jetzt Folgendes: Je mehr wir unsere Gedanken auf eine bestimmte Weise verstärken, desto mehr werden die Neuronenwege damit angereichert. Es ist also möglich, ein Gute-Laune-Mensch zu werden, wenn man übt, die Dinge positiv zu sehen.

Listen Sie hier alles auf, was Sie in gute Laune versetzt sowie die kleinen Freuden des Alltags, die Ihnen guttun:

....
....
....
....
....
....
....
....
....
....
....
....
....
....

Ein Highlight pro Tag ... nur für Sie

Anbei ein paar Ideen, um mehr Freude in Ihr Leben zu bringen.

Nehmen Sie sich allen Widerständen zum Trotz Zeit, Yoga zu üben

Bauen Sie in Ihren Terminplan genug Zeit für sich selbst ein. Halten Sie diese tägliche Stunde (oder mehr) Training für Körper und Geist auf jeden Fall ein.

Das königliche Bad

Schmücken Sie Ihr Bad mit Kerzen, Räucherstäbchen und Rosenblättern, spielen Sie sanfte Musik ab und genießen Sie Ihre königliche Auszeit in der Badewanne.

Delikatessen

Stellen Sie einen Teller mit besonders feinen Dingen zusammen. Arrangieren Sie die Speisen wie ein Kunstwerk.

Gönnen Sie sich das Beste!

Kaufen Sie sich von Zeit zu Zeit nicht das Billigste, sondern das Hochwertigste. Lieber ein gutes Stück aus biozertifiziertem Stoff oder Leder als drei billige Stücke von dubioser Herkunft und schlechter Qualität.

Entfliehen Sie dem Alltag

Gönnen Sie sich zwischendurch etwas Außergewöhnliches. Gehen Sie ins Museum, in die Oper oder in einen schicken Spa!

Ziehen Sie alle Register

Tragen Sie Hüte, Schmuck und sonstige extravagante Accessoires. Die Welt ist oft

65

grau und eintönig genug. Trauen Sie sich, originell zu sein, und werten Sie sich auf!

Feiern Sie Party!
Tanzen Sie! Singen Sie unter der Dusche, betrachten Sie sich im Spiegel, machen Sie sich schön! Trauen Sie sich!

Das große Geheimnis
Gewöhnen Sie sich an, das zu sehen, was in Ihrem Umfeld angenehm und positiv ist. Genießen Sie die Schönheit der Welt!

Als ich mich selbst zu lieben begann …
Charlie Chaplin zugeschrieben

Als ich mich selbst zu lieben begann, begriff ich, dass ich unter allen Umständen im richtigen Augenblick am richtigen Ort bin. Von da an konnte ich mich entspannen.
Heute weiß ich, dass man das Selbstwertgefühl nennt.

Als ich mich selbst zu lieben begann, konnte ich erkennen, dass meine Ängstlichkeit und mein emotionales Leiden nichts anderes waren als ein Warnsignal, wenn ich gegen meine Überzeugungen handelte.
Heute weiß ich, dass man das Authentizität nennt.

Als ich mich selbst zu lieben begann, hörte ich auf, mich nach einem anderen Leben zu sehnen, und fing an zu erkennen, dass alles, was mit mir geschieht, zu meinem persönlichen Wachstum beiträgt.
Heute weiß ich, dass man das Reife nennt.

Als ich mich selbst zu lieben begann, verstand ich, wie sehr es jemanden beleidigt, ihm meine Wünsche aufzuzwingen, obwohl ich wusste, dass weder die Zeit reif noch der Mensch dazu bereit war. Auch wenn ich selbst dieser Mensch war.
Heute weiß ich, dass man das Respekt nennt.

Als ich mich selbst zu lieben begann, fing ich an, mich von allem zu lösen, was mir nicht guttat: Personen, Situationen, alles, was mir meine Energie raubte. Anfangs nannte ich das gesunden Egoismus.
Heute weiß ich, das ist Selbstliebe.

Als ich mich selbst zu lieben begann, hörte ich auf, Angst vor der Freizeit zu haben, und machte keine großen Pläne mehr. Heute tu ich das, was ich mag, wenn es mir gefällt und gemäß meinem Rhythmus.
Heute nenne ich das Einfachheit.

Als ich mich selbst zu lieben begann, hörte ich auf, immer recht haben zu wollen, und wurde mir bewusst, wie oft ich mich getäuscht hatte.
Heute habe ich die Demut erkannt.

Als ich mich selbst zu lieben begann, hörte ich auf, der Vergangenheit nachzuhängen und mir Sorgen um die Zukunft zu machen. Heute lebe ich in der Gegenwart, und zwar da, wo sich das Leben abspielt. Heute sehe ich nur einen ganzen Tag vor mir.
Heute weiß ich, dass sich das Bewusstheit nennt.

Als ich mich selbst zu lieben begann, begriff ich, dass mein Verstand mich täuschen und enttäuschen konnte. Aber wenn ich ihn in den Dienst meines Herzens stelle, wird er zu einem sehr wertvollen Verbündeten.
Diese Verbindung nenne ich heute Herzensweisheit.

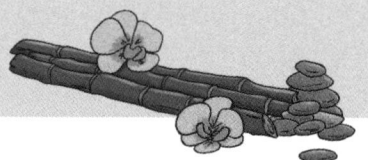

66

Ich lebe im Hier und Jetzt

Das Gestern ist vorbei und das Morgen ist wann?

Im Hier und Jetzt zu leben ist gar nicht so einfach, denn unser Geist ist ständig unterwegs. Entweder beschäftigt er sich mit dem, was in der Vergangenheit passiert ist, oder er malt sich aus, was die Zukunft bringen könnte. Darüber vergisst er häufig, in der Gegenwart zu verweilen.

Der erste große Schritt: Schaffen Sie das Konditional II ab!

Streichen Sie ab sofort diese Zeitform aus Ihrer Grammatik. Sie können die Vergangenheit nicht ändern, warum also wollen Sie sich dann an Bedauern und Vorwürfen festklammern? Vergessen Sie »Wenn ich es gewusst hätte, hätte ich dies und das getan«, und »Du hättest es mir vorher sagen müssen!«.

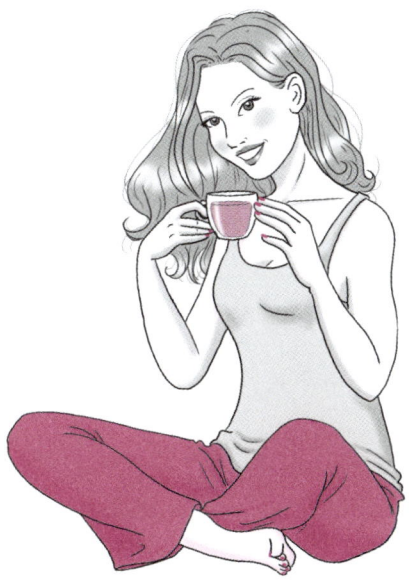

Die »Hier und Jetzt«-Gebrauchsanweisung

Zurück in die Kindheit

Ein Kind ist ein großartiges Beispiel für die Fähigkeit, ganz im Hier und Jetzt zu sein. Es denkt nicht an das, was gestern passiert ist oder was es morgen tun wird. Wenn es Superman spielt und die Bösen bekämpft, hört und sieht es nichts anderes. Wenn es sich über etwas ärgert, interessiert es nichts anderes mehr. Aber nach einem Wutausbruch oder nachdem Tränen geflossen sind, kehrt das Kind schnell wieder in seinen Normalzustand zurück, ohne nachtragend zu sein. Da wir alle mal Kinder waren, können wir uns an diese Zeit erinnern.

Erinnern Sie sich an einen Augenblick, in dem Sie sich voll und ganz auf eine Aufgabe konzentrierten und die Welt um Sie herum versank. Beschreiben Sie, wie Sie sich dabei fühlten, und versuchen Sie, diesen Zustand so oft wie möglich erneut zu erleben.

....
....
....
....
....
....

67

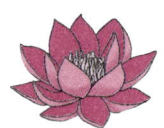

Wie Sie ein echter Yogi werden

Mein Kopf, mein Herz und ... mein Körper!

Sich jedes Augenblicks bewusst zu sein ist das A und O für Yogis. Die größte Herausforderung besteht darin, die nötige Balance zwischen Abgeklärtheit und Empathie zu finden, zwischen Bewusstheit und Loslassen, zwischen Beständigkeit und Flexibilität. Der Yogaweg ist ein Abenteuer, das das Leben verändert. Es mag auch Tage geben, an denen Sie es bereuen, diesen Weg eingeschlagen zu haben, der manchmal recht unbequem sein kann, aber wenn Sie erst mal den Anfang gemacht haben, geht es immer weiter in Richtung bewussteres und damit auch erfüllteres Leben ... Umgeben Sie sich auf Ihrer Reise zu sich selbst mit Menschen, die Sie verstehen, und bereichern Sie Ihr Leben.

Mein Yoga: eine Zeremonie

Yoga hat immer mit dem gesamten Leben zu tun. Wenn wir die Asanas üben, nehmen wir ja all unsere inneren Einstellungen und Gedanken mit auf die Matte – Selbstzweifel, Ungeduld, Perfektionismus ... So können wir mithilfe der Körperübungen Achtsamkeit lernen und Selbsterkenntnis gewinnen, wenn wir uns den Raum dafür geben. Mit anderen Worten: Sie können Ihre ungünstigen Mechanismen in der Art, wie Sie die Körperübungen ausführen, erkennen und dementsprechend neues Verhalten ausprobieren. Yoga ist gleichermaßen ein pragmatischer Übungsweg wie eine Geistesschulung, die uns auch für höhere Bewusstseinsbereiche öffnen kann.

Wo sollte ich üben?

Wenn Sie Yoga als Lebenslehre betrachten, können Sie die Übungen überall und jederzeit durchführen.

Wenn Sie sich für die Übungen auf der Matte entscheiden, wählen Sie ein gut gelüftetes und aufgeräumtes Zimmer.

Tragen Sie bequeme Kleidung und nehmen Sie eine rutschfeste Matte ohne Giftstoffe.

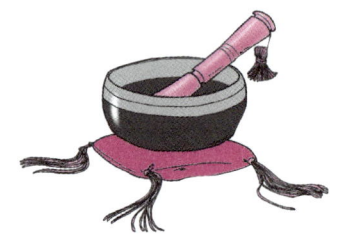

Ich schaffe mir meinen Raum

Praktizieren Sie Ihr Yoga wie eine Zeremonie! Nehmen Sie sich die Zeit, den dafür vorgesehenen Platz einzurichten, damit Sie es schön haben. Sie können vorher mit Salbei und Lavendel räuchern, um die Energie im Raum zu reinigen. Verbrennen Sie getrocknete Salbeiblätter in einer feuerfesten Schale und lüften Sie anschließend oder geben Sie ein paar Tropfen ätherisches Lavendelöl in einen Zerstäuber, um Ihren Übungsraum mit Duft zu erfüllen.

Sie können Yoga auch mit Musik ausführen. In den Kursen greifen Lehrer häufig auf die klassische indische Musik zurück oder bedienen sich repetitiver Gesänge, der Mantras. Yoga im Freien zu praktizieren ist ebenfalls sehr angenehm. Traditionsgemäß richtet man sich dabei nach Osten aus.

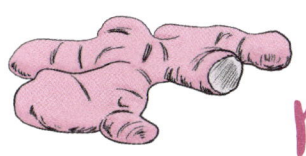

KAPITEL 5

Die richtige Yogi-Ernährung

Gesund mit Ayurveda-Küche

Ayurveda ist eine traditionelle indische Gesundheitslehre, eine ganzheitliche Präventivheilkunde, nach der jeder Mensch regelmäßig seinen Arzt aufsuchen sollte, selbst wenn es ihm gut geht, um sich lebenslang gesund zu erhalten. Ayurveda umfasst Massagen, spezielle Reinigungskuren, Yoga-Übungen und als wichtigstes Element die Ernährungslehre. All diese Maßnahmen sollen die Körperfunktionen (Stoffwechsel, Verdauung, Ausscheidung) in Balance halten, sodass Krankheiten gar nicht erst entstehen. Im Ayurveda sind Körper und Geist gleichermaßen wichtig. Gesundheit wird mit dem Sanskritwort »Svastha« umschrieben, das wörtlich »bei sich sein« bedeutet. Das heißt, es ist wichtig, der Mensch zu werden, der wir von Geburt an tatsächlich sind – unabhängig von Erziehung etc.

Die Fünf Elemente und die drei Doshas

Das oberste Prinzip im Ayurveda beruht auf dem harmonischen Gleichgewicht der fünf Elemente: Erde, Wasser, Feuer, Luft und Äther. Diese fünf sind in Zweiergruppen zu den drei »Doshas« (Lebensenergien) zusammengefasst.

Jeder Mensch hat eine individuelle, einmalige und gewissermaßen unveränderliche Zusammensetzung der drei Doshas, aus der seine Konstitution und seine Persönlichkeit hervorgehen. Befindet sich das ursprüngliche Dosha-Gefüge in harmonischem Gleichgewicht und Normalzustand, so sind wir gesund, widerstandsfähig und glücklich. Sind die Doshas jedoch gestört, das heißt überwiegt ein Dosha bzw. wird ein Dosha nicht berücksichtigt, so entstehen körperliche und psychische Beschwerden aller Art.

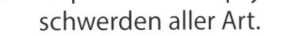

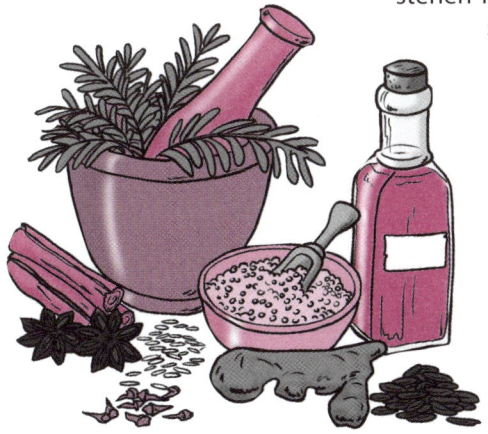

Bestimmen Sie Ihre Konstitution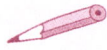

Kreuzen Sie im folgenden Fragebogen die Felder an, die Ihre heutige Konstitution am besten beschreiben. Zählen Sie dann die Kreuze zusammen und finden Sie Ihr dominierendes Dosha heraus.

	VATA		PITTA		KAPHA	
Körperbau	Schlank bis mager, feingliedrig, klein oder groß		Idealgewicht, mittelgroß, harmonisch		Stämmig, grobgliedrig, gut entwickelt	
Temperatur	Häufig kalt		Häufig warm		Fühlt sich allgemein gut	
Bewegungen	Schnell, manchmal unkontrolliert, Neigung, sich zu stoßen oder zu fallen		Mit richtiger Körperspannung, kontrolliert, stark, kräftig		Langsam, sparsam, Neigung zur Lethargie	
Gängige Leiden	Schmerzen		Entzündungen		Verstopfung	
Appetit	Unterschiedlich und unregelmäßig		Regelmäßig, guter Appetit		Regelmäßig, langsam, jeder Bissen wird genossen	
Geschmack	Liebt rohe Speisen, kalte Speisen, Bitteres		Liebt Gesalzenes, Saures, adstringierende Lebensmittel		Liebt Süßes, Fett, Milchprodukte	
Geistige Verfassung	Sehr aktiv, findet schwer Ruhe		Intelligent, schnell, Neigung zu Aggressivität		Ruhig und langsam, Neigung zu Lethargie	
Gefühle	Angst, Unsicherheit, Beklommenheit		Eifersucht, Reizbarkeit, Aggressivität		Trägheit, Anhänglichkeit, Ruhe, Heiterkeit	
Engagement	Regelmäßige Meinungsänderung		Sehr entschlossen, Neigung zu Fanatismus		Stabil und treu	
Gedächtnis	Mittelmäßig, schlechtes Zeitgefühl		Rege, versteht, merkt und vergisst schnell		Braucht Zeit, um zu lernen und zu verstehen; vergisst nicht	
Schlaf	Leicht, nicht durchgängig, Neigung zu Schlaflosigkeit		Erholsam, mäßig		Tief, schläft gern	
Nächtliche Träume	Rennen, Flucht, Sprünge, Luftbewegungen, Freiheit		Kämpfe, Kränkungen, Gewalt, Abwehr, Selbstbestätigung		Wellen, Ozeane, Flüsse, Wasserbewegungen, Romantik	
Verhältnis zum Geld	Verschwenderisch, lässt sich zu unnötigen Ausgaben hinreißen		Maßvolle Ausgaben, aber Tendenz zum Luxus		Sparsam, guter Geldverwalter, die Ausgaben sind überwiegend »nützlich«	
Grundstimmung	Anspannung		Lebhaftigkeit, Freude		Beruhigung, Ruhe	
Energie	Nervosität		Motivation		Ausdauer	

Wenn Vata überwiegt

Ihr vorherrschendes Dosha ist die Verbindung von Luft und Äther. Vata verkörpert Bewegung, Schnelligkeit, Fähigkeit zur Veränderung. Ist dieses Dosha im Ungleichgewicht, leiden Sie unter trockener Haut, Schlafstörungen, Nervosität, Beschwerden im Bewegungsapparat, sind unentschieden und »wechselhaft«. Ihre Aufgabe: sich aufwärmen, stabilisieren, den Körper »kompakter« spüren.

Fünf Tipps, um beherrschendes Vata auszugleichen

✔ Vermeiden Sie die Sandwiches, die angeknabbert am Rand Ihres Schreibtisches liegen. Essen Sie zu regelmäßigen Zeiten in aller Ruhe und kauen Sie ausgiebig.

✔ Nehmen Sie die Mahlzeiten warm zu sich, am besten auch das Frühstück, alles sämig und vor allem gut gekocht: Ran an den Herd!

✔ Vermeiden Sie Rohkost sowie scharfe, herbe und bittere Geschmacksrichtungen.

✔ Essen Sie stärkehaltige Lebensmittel und Wurzelgemüse, milde, wenig gesalzene Nahrungsmittel.

✔ Versuchen Sie es mit Yin Yoga und Meditation. Gönnen Sie sich Massagen. Hören Sie ruhige Musik, wählen Sie Pastellfarben zur Beruhigung.

Lebensmittel, die Ihnen guttun

Gedünstetes Gemüse wie Karotten, Spargel, Fenchel, Süßkartoffeln, Kartoffeln, Reis, reife, zuckerhaltige Früchte wie zum Beispiel Bananen, Mango, als Kompott verarbeitete Früchte, aufgeweichte Haferflocken, eine Prise Natron in der Gemüsesuppe, Salz, frischer Ingwer, Zimt, Kreuzkümmel, Rosmarin, Basilikum, Thymian und kaltgepresste Öle.

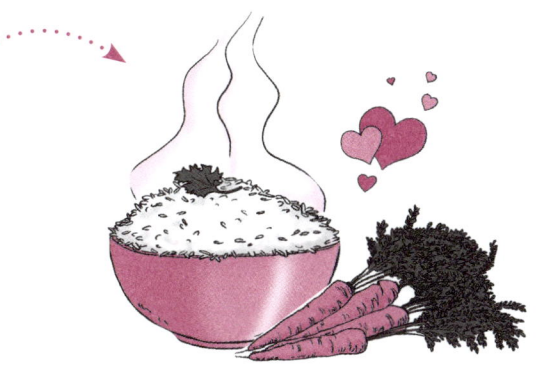

Hände weg von:

Rohkost, Kohl, Brokkoli und Blumenkohl, saurem Obst, kalten Getränken, Weißmehl, Lamm, Wild, Schweinefleisch, bitteren Gewürzen wie Estragon oder frischer Petersilie, Pfeffer, Reis, Popcorn sowie von allem, was frittiert ist.

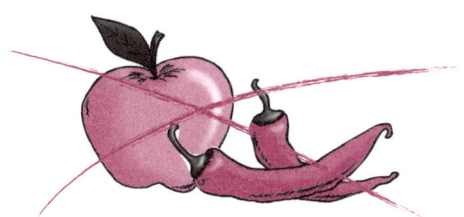

71

Wenn Pitta überwiegt

Ihr vorherrschendes Dosha ist die Verbindung von Feuer mit etwas Wasser. Diese zwei Elemente stehen in Opposition und setzen daher Umwandlungsprozesse im Körper in Gang. Ist dieses Dosha im Ungleichgewicht, leiden Sie unter Hautproblemen, Gastritis, Migräne und emotionaler Reizbarkeit. Ihre Aufgabe: »das Feuer in Ihrem Inneren eindämmen«, sich entspannen.

Fünf Tipps, um beherrschendes Pitta auszugleichen
- ✔ Essen Sie langsam in einer entspannten Umgebung, allein oder mit besonnenen Personen.
- ✔ Wählen Sie süße, adstringierende und bittere Lebensmittel und nehmen Sie Ihre Hauptmahlzeit mittags ein.
- ✔ Meiden Sie alles, was anregend wirkt: Kaffee, Tee, Zigaretten, Musik, feurige Farben (Rot, Orange, Gelb) sowie saure, stark gesalzene und scharfe Gewürze.
- ✔ Essen Sie Rohkost und achten Sie bei den Getränken auf Zimmertemperatur, im Bedarfsfall greifen Sie zu kalten Getränken.
- ✔ Praktizieren Sie Yoga und Meditation, achten Sie auf bewusste Atmung und schlafen Sie viel.

Lebensmittel, die Ihnen guttun
Kartoffeln, Fenchel, Karotten, Zucchini, Hokkaido-Kürbis, Kohl, Blumenkohl, Brokkoli, Chicorée, Kardamom, Minze und Koriander, Salbei, Rosmarin, Melone und Granatapfel.

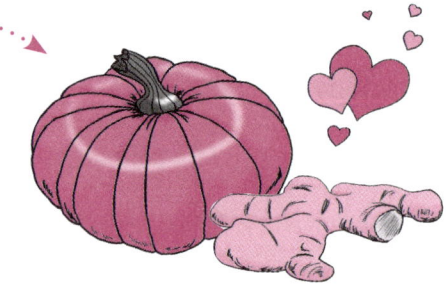

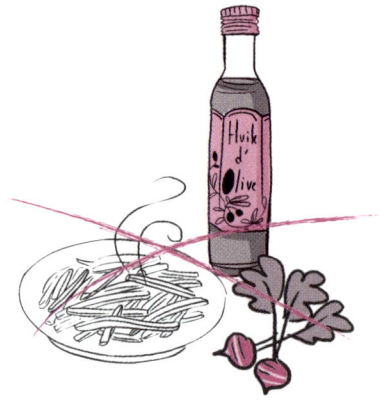

Hände weg von:
rotem Fleisch, Weißmehlprodukten, Alkohol, Kaffee, Honig und Zucker, Salz, frittierten und fetten Speisen, scharfen Gewürzen wie Chili, Ingwer und Pfeffer, Tomaten, Rote Bete, Knoblauch, Zwiebeln, Ananas, Erdbeeren, Zitrusfrüchten …

72

Wenn Kapha überwiegt

Ihr beherrschendes Dosha ist die Verbindung von Erde und Wasser. Kapha verkörpert die Struktur, die Stabilität, die Dichte und die Liebe. Ist dieses Dosha im Ungleichgewicht, schwächt Sie das allgemein. Außerdem leiden Sie unter Übergewicht, Antriebslosigkeit oder Verschleimungen im Brust- und Kopfbereich. Ihre Aufgabe: Bewegung, auf körperliche und geistige Leichtigkeit achten, sich aufwärmen.

Fünf Tipps, um beherrschendes Kapha auszugleichen

✔ Bereiten Sie leichte, anregende Mahlzeiten zu.

✔ Trinken Sie warme, gut gewürzte Getränke und Kräutertees, die Sie lange haben ziehen lassen.

✔ Wählen Sie abwechslungsreiche, knackige, bunte, rohe und gegrillte Lebensmittel und Nahrungsmittel mit scharfen, bitteren oder adstringierenden Geschmacksrichtungen. Vermeiden Sie süße, gezuckerte oder zu schwere Nahrungsmittel.

✔ Gehen Sie hinaus, bewegen Sie sich, tanzen und singen Sie … überwinden Sie Ihre Tendenz zu Bequemlichkeit!

✔ Führen Sie möglichst häufig die Feueratmung beim Yoga durch, machen Sie einen Zumba-Kurs, um ins Schwitzen zu kommen, tun Sie immer mal wieder ungewöhnliche Dinge und suchen Sie sich jeden Tag eine Herausforderung, um Ihre Ängstlichkeit zu überwinden.

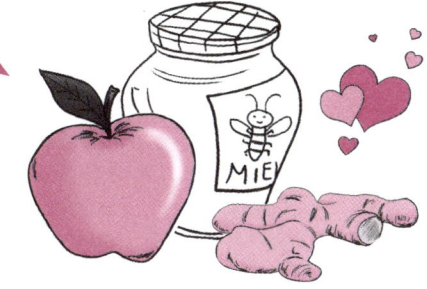

Die Lebensmittel, die Ihnen guttun
Rohes Obst und Dörrobst zum Frühstück, Äpfel, Birnen, Kiwi, Zitrusfrüchte, getrocknete Aprikosen, getrocknete Feigen, Rosinen, Honig (hell), frischer getrockneter Ingwer, Pilaw-Reis, Reis- oder Maisküchlein, Pfeffer, Chili, Thymian, Bohnen, Spinat, Mangold, Tomaten, Paprikaschoten, Hirse, Roggen.

Hände weg von:
Rohkost in großer Menge, Süßigkeiten, pflanzlichem und tierischem Fett wie Sahne oder Käse, Erdnüssen, Cashewnüssen, Mandeln, Haselnüssen, Bananen, schweren und süßen Desserts wie zum Beispiel Milchreis, allzu reichhaltigen Speisen (reduzieren Sie die Menge und verzichten Sie aufs Naschen).

73

Die Stimmung beim Kochen

Damit Ihre Lebensmittel die optimale Wirkung auf Ihre Gesundheit haben, sollten sie in einer entspannten Atmosphäre gekocht, serviert und gegessen werden. In der Ayurvedalehre heißt es sogar, dass die Stimmung des Kochs die Qualität der Lebensmittel verändern kann.

Machen Sie vor allem einen großen Bogen um raffinierte Nahrungsmittel wie weißen Zucker und Weißmehl, um Fertiggerichte, in der Mikrowelle Aufgewärmtes, gentechnisch veränderte Lebensmittel und solche aus Massentierhaltung. Vermeiden Sie hektische Mahlzeiten in unangenehmer Atmosphäre und wählen Sie Ihren Tischnachbarn mit Bedacht aus.

Nehmen Sie frische Lebensmittel zu sich

AUTHENTIZITÄT

Wenn wir uns klarmachen, dass der Mensch und die Natur in Wechselbeziehung zueinander stehen, ist es nachvollziehbar, dass es zum Gleichgewicht unseres Organismus beiträgt, sich entsprechend der Saison bei den örtlichen Bauern einzudecken. Suchen Sie also einen Obst- und Gemüsehändler auf, der die Bauern der Region fördert, und/oder registrieren Sie sich bei einer Erzeugergenossenschaft oder einem Lieferanten für Bio-Erzeugnisse. So tun Sie sich etwas Gutes, tragen nicht weiter zur landwirtschaftlichen Umweltverschmutzung bei und unterstützen verantwortungsbewusste Kleinbauern.

Leichte und schmackhafte Ayurveda-Rezepte für jedes Dosha

Ausgleichende Vata-Rezepte

Vata-Kräutertee »Lakritze-Minze«

Ein paar Zentimeter einer zerdrückten Lakritzstange ca. 3 Min. in 500 ml Wasser kochen, die Flüssigkeit über ein paar Minzblätter gießen und den Tee etwas ziehen lassen. Filtern Sie die Flüssigkeit durch und genießen Sie das heiße Getränk!

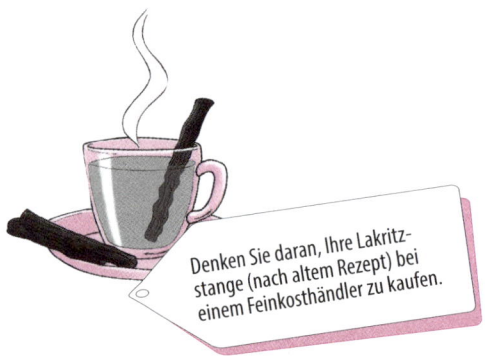

Denken Sie daran, Ihre Lakritzstange (nach altem Rezept) bei einem Feinkosthändler zu kaufen.

Kitchari mit Karotten und Cashewnüssen

Zutaten für 2 Personen: 1 großes Glas rote Linsen, 2 Karotten, 1 EL Öl, Kreuzkümmel, Senfkörner, Currypulver, 1 Handvoll Cashewnüsse.

Zubereitung: Linsen waschen. Karotten sauber reiben, ohne sie zu schälen (sofern sie aus Bioanbau stammen) und in Würfel schneiden. Öl in einem Kochtopf erhitzen und die Gewürze hinzufügen.

Dann Linsen, Karotten, Cashewnüsse und ca. 400 ml Wasser in den Topf geben und alles zugedeckt 15–20 Min. köcheln. Sie können die Mischung passieren, teilweise oder ganz. Dieses Gericht sollte die Konsistenz eines Pürees haben sowie eine schöne orangene Farbe. Fügen Sie noch ein paar Korianderblätter hinzu. Fertig!

Tapioka mit Kokosnussmilch

Zutaten: 5 EL Tapiokaperlen (Reformhaus oder Asialaden), 250 ml Reisdrink, 4 EL Kokosnusscreme, 5 EL brauner Zucker.

Zubereitung: Tapiokaperlen gründlich mit kaltem Wasser abspülen. 250 ml Wasser in einem Kochtopf zum Kochen bringen und die Perlen unter Rühren ca. 15 Min. köcheln lassen, bis sie durchsichtig sind. Dann den Reisdrink, die Kokosnusscreme und den Zucker hinzufügen. Das Ganze noch einmal aufkochen lassen, Hitze reduzieren und

mit einem Kochlöffel rühren, bis die Masse geleeartig ist. Bei Bedarf noch Reisdrink oder Wasser hinzugeben. In kleine Auflaufförmchen kippen und abkühlen lassen. Mit Kakao-Nibs garnieren.

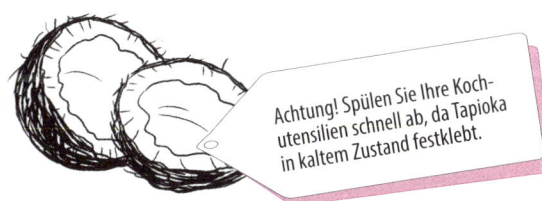

Achtung! Spülen Sie Ihre Kochutensilien schnell ab, da Tapioka in kaltem Zustand festklebt.

Ausgleichende Pitta-Rezepte

Pitta-Kräutertee mit Kamille, Minze und Sternanis

500 ml Wasser zum Kochen bringen und einige Kamillenblüten, ein paar Blätter Minze und 3 Sternanis hinzufügen. Topf vom Herd nehmen. Beobachten Sie aufmerksam dieses kleine Wasserballett, bevor Sie den Tee nach ca. 5 Min. durchsieben und in Ruhe trinken.

Gelber Reis und Gemüse mit Ghee (indisches Butterschmalz)

Zutaten für 2 Personen: 1 großes Glas weißer Camargue-Reis, 1 TL Kurkumapulver, Pfeffer und Salz, 1 Prise Kreuzkümmel, 15 schöne Spinatblätter oder Mangoldrippenstücke, 1–2 TL Ghee.

Zubereitung: Den Reis in doppelter Menge Wasser mit Kurkumapulver zubereiten. Mit Pfeffer, Salz und Kreuzkümmel würzen.

Kurz vor Ende der Garzeit des Reises die in dünne Scheiben geschnittenen Mangold- oder Spinatblätter in etwas Ghee andüns-

ten. Rühren Sie vor dem Servieren noch 1 bis 2 TL Ghee unter den Reis.

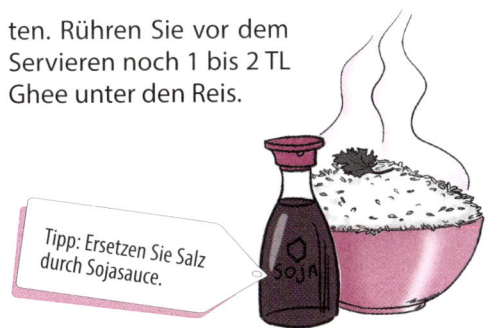

Tipp: Ersetzen Sie Salz durch Sojasauce.

Kürbiskuchen für feurige Pitta

Zutaten für 2 Personen: 1 Hokkaidokürbis, 1 vorbereiteter Mürbteig, 2 Eier, 15 cl Reisdrink, Pfeffer und Salz, Muskat, 1 kleine Handvoll Kürbiskerne.

Zubereitung: Backofen auf 110 °C vorheizen. Kürbis in Würfel schneiden und in einem Topf mit Siebeinsatz ca. 10 Min. dämpfen. Mürbteig in eine Tarte-Form drücken. Das Kürbispüree mit den Eiern und dem Reisdrink vermengen, kräftig mit Pfeffer, Salz und Muskat würzen. Die Mischung gleichmäßig auf dem Kuchenboden verteilen. Mit den Kürbiskernen garnieren, als Mandala oder in Form kleiner Blumen. 15–20 Min. im Ofen backen.

Ausgleichende Kapha-Rezepte

Kapha-Kräutertee: indischer Chai

Zutaten: 6 Kardamomkapseln, 3 Gewürznelken, etwas frischer in Würfel geschnittener oder geraspelter Ingwer, 2 cm von 1 in kleine Stücke geschnittenen Zimtstange, 1 Sternanis.

Zur Wahl (»Kapha«-Personen vertragen normalerweise Kuhmilch): 500 ml Pflanzen- oder Kuhmilch, 1 TL Schwarztee.

Zubereitung: Die Gewürze in je 500 ml Wasser und Milch (oder in 1 Liter Wasser) 10 Minuten lang köcheln. Traditionsgemäß ist der mit Kuhmilch zubereitete Chai fertig, wenn er dreimal aufgequollen ist. Sieben Sie ihn durch und genießen Sie ihn.

Vitalfrühstück

Zutaten: ½ Banane, ½ Apfel und 1 Handvoll andere Früchte der Saison, Saft von ½ Zitrone, 1 Handvoll in kleine Würfel geschnittenes Dörrobst (Aprikosen, Rosinen, Mango …), 3 Prisen gemischte, im Mörser zerkleinerte Nüsse und Saaten (Mandeln, Haselnüsse, Sesam, Sonnenblumenkerne …)

Zubereitung: Die Früchte in kleine Würfel schneiden, das Dörrobst, die Nüsse und den Zitronensaft hinzufügen und alles vermischen. Reichern Sie das Ganze nach Belieben mit Früchten der Saison, Orangensaft und Blumenblättern an und erfinden Sie so neue Geschmacksrichtungen.

Wildkräutersalat

Zutaten: je 1 Bund frische glatte Petersilie, Pfefferminze, Basilikum, Koriander und andere Kräuter der Saison, 1 EL Olivenöl und Zitronensaft.

Zubereitung: Die Kräuter waschen, trocken schütteln, Blättchen abzupfen. In einer Schüssel mit Öl und Zitrone anmachen und als Salat genießen!

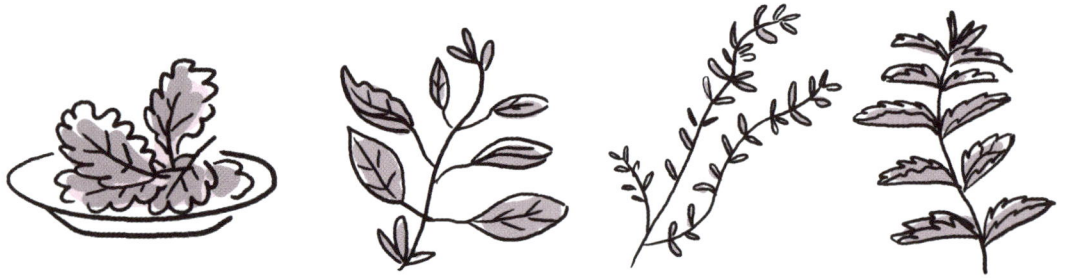

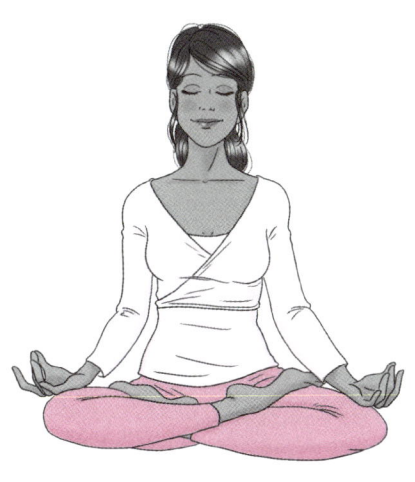

Bilanz: Wie hat Yoga mein Leben verändert?

Wir sind auf den letzten Seiten angelangt. Der Mensch entwickelt sich in jeder Sekunde weiter. Sie haben sich also zwischen dem Augenblick, in dem Sie dieses Buch aufgeschlagen haben, und dem Augenblick, in dem Sie es zuklappen werden, verändert. Es ist an der Zeit, eine kleine Bilanz zu ziehen: Was haben Sie in letzter Zeit gelernt? Haben Sie in bestimmten Situationen anders gedacht, anders gehandelt als früher? Wenn ja – wie wundervoll! Ich glaube daran, dass sich das Bewusstsein der Welt aufgrund der Arbeit, die jeder als Individuum leistet, weiterentwickelt. Schreiten Sie auf Ihrem Yoga-Weg voran und seien Sie sich Ihrer selbst und Ihrer Umwelt weiterhin bewusst. Betrachten Sie Ihr Leben als ein Geschenk und üben Sie sich in Dankbarkeit, Liebe und Vergebung – Sie werden sehen, dass diese innere Einstellung Sie glücklich und gesund macht. Namasté!

> **Namasté: der indische Gruß**
> Namasté ist keine lapidare Grußformel, sondern bezeugt einem anderen Menschen Ehrerbietung, da er das Lebendige, das Göttliche in allem würdigt. Übersetzt bedeutet es »Ich grüße das Göttliche in dir«. Bei der Geste werden die Handflächen aneinandergelegt und in der Nähe des Herzens an die Brust gelegt.

Seit .... Tagen, bemerke ich Veränderungen (schreiben Sie auf, vor wie vielen Tagen Sie Ihr Yogabuch zu lesen begonnen haben).

Was haben Sie in den letzten Monaten oder Wochen über Yoga erfahren?

....

Was haben Sie über sich gelernt?

....

Welcher Werkzeuge haben Sie sich bedient, um Ihren Stress besser zu bewältigen?

....

Welche Tricks wenden Sie an, um mit Ihren Gefühlen zurechtzukommen?

....

Wie viel Zeit haben Sie aufgewandt, um alle in diesem Buch gezeigten Übungen zu praktizieren?

....

Haben Sie dank der Yoga-Übungen Veränderungen festgestellt bezüglich …

Ihrer Beweglichkeit?

....

Ihrer Kraft?

....

Ihrer Stimmungen?

....

Ihrer Atmung?

....

Ihrer Art zu essen?

....

Ihrer Existenzfragen?

....

Ihrer Handlungen?

....

Ihrer Beziehungen?

....

Würden Sie sich gern für etwas Bestimmtes einsetzen, um auf Ihrem Yogaweg weiterzukommen?

....

....

Wie auch immer die Dimension der Veränderungen sein mag, die Sie wahrgenommen haben, der Yogaweg setzt sich aus kleinen Schritten zusammen. Die großen Veränderungen erfolgen etappenweise. Nichts Stabiles entsteht von heute auf morgen! Seien Sie stolz auf die Anstrengungen, die Sie unternommen haben, und akzeptieren Sie eventuelle Misserfolge als Lernaufgabe. Beachten Sie das, was schön an Ihnen ist, und lieben Sie sich so, wie Sie sind.

Das Spiralen-Mandala lädt Sie ein, zu zeichnen, zu schreiben, zu kleben und Ihre Veränderung seit Beginn der Lektüre dieses Buches aufzuzeigen. Nehmen Sie ein großes Blatt Papier und malen Sie eine Spirale, wie sie unten zu sehen ist, darauf.

Das Äußere der Spirale zeigt den Zustand, in dem Sie sich befanden, als Sie die erste Seite dieses Yogabuches aufschlugen.
Das Innere der Spirale verkörpert das, was Sie zwischen diesem Moment und heute durchlebt haben.
Die Mitte der Spirale ist Ihr augenblicklicher Zustand. Das Ziel ist nicht die Erschaffung eines Kunstwerks, sondern das Gewahrsein im Ist-Zustand … dem berühmten Yogazustand. Legen Sie los!

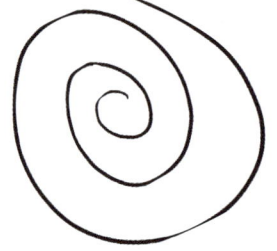

Mein Zustand in dem Moment, als ich das Heft aufschlug

Ereignisse und Gefühle während der Lektüre des Hefts

Mein Jetzt-Zustand

78

Anhang

Über die Autorin

Géraldine Lethenet ist seit ihrer Kindheit Tänzerin und Artistin und hatte bereits jahrelang im Showbusiness gearbeitet als sie zum ersten Mal mit Yoga in Berührung kam. Völlig fasziniert von der Weisheit der Lehre und der Wirkung auf ihren Körper ließ sie sich zur Yogalehrerin ausbilden und arbeitet heute mit Hatha-, Yin- sowie Energie-Yoga und als Ayurveda-Therapeutin. | www.yogaya.fr

ADRESSEN

Qualifizierte Yogalehrer/-innen in Ihrer Nähe finden Sie über:

- **BDY – Berufsverband der Yogalehrenden in Deutschland e.V.:** www.yoga.de

- **Yoga Schweiz – Berufsverband der Schweizer Yogalehrerinnen und -lehrer:** www.yoga.ch

- **BYO – Berufsverband der Yogalehrenden in Österreich:** www.yoga.at

Alle Inhalte dieses Buches wurden gewissenhaft erstellt und sorgfältig geprüft, die Übungsanleitungen und Vorschläge haben sich in der Praxis bewährt. Danke, dass Sie in eigener Verantwortung prüfen, inwieweit Sie die Anregungen umsetzen möchten. Eine Haftung für die Resultate von seiten der Autorin bzw. des Verlags und seiner Beauftragten ist ausgeschlossen.

DANK

Ich danke Juliette Collonge für ihr Vertrauen und ihre Geduld. Dank auch Blandine Pouzin, die als Erste in mir die Schriftstellerin erkannte. Danken möchte ich meinen Freunden, meiner Familie und Bilou für ihre bedingungslose Unterstützung. Immer standen sie mir treu zur Seite. Mein Dank gilt auch Dominique Lussan für ihre aufhellende Unterweisung. Vielen Dank all meinen Lehrern für ihren Rat, ihr Engagement und ihren Glauben an mich. Danke auch der Sangha und denen, die sich engagieren, allen Pionieren, die den Weg öffnen. Ich danke Samu Du Ciel, Muse und Dichter, Quelle der Inspiration und des Irrationalen. Danke all den »Spinnern«, die uns den Weg ins Licht gezeigt haben.

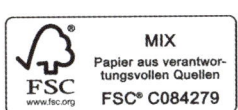

FSC — MIX Papier aus verantwortungsvollen Quellen — FSC® C084279

Die Originalausgabe ist erstmals 2015 bei Éditions Solar, Paris, erschienen.
Titel der französischen Originalausgabe: Mon cahier Yoga
© 2015 Éditions Solar, Paris
© der deutschen Ausgabe: 2017 L·E·O Verlag in der Scorpio Verlag GmbH & Co. KG, München
Umschlaggestaltung: Veronika Preisler, München,
unter Verwendung des Originalmotivs von Isabelle Maroger
Innengestaltung und Satz: Veronika Preisler, München
Druck und Bindung: Print Consult, München
ISBN 978-3-95736-092-2
Alle Rechte vorbehalten

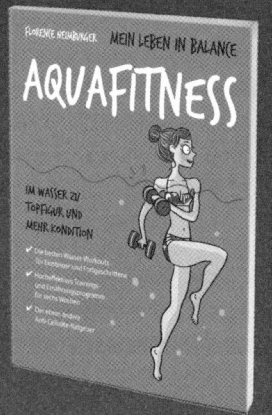
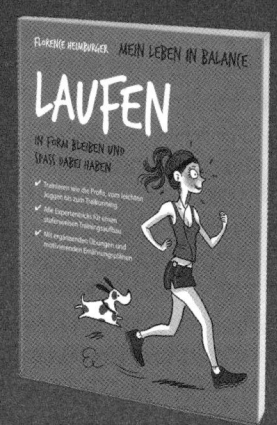
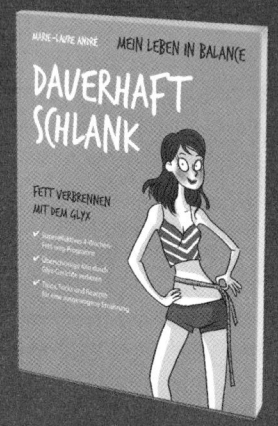
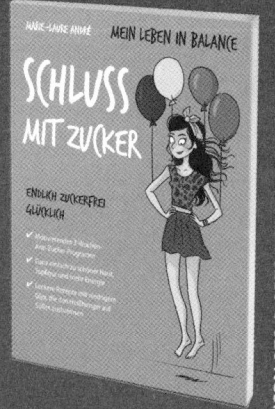
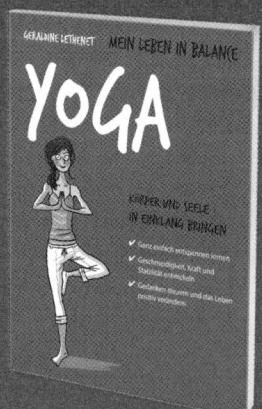
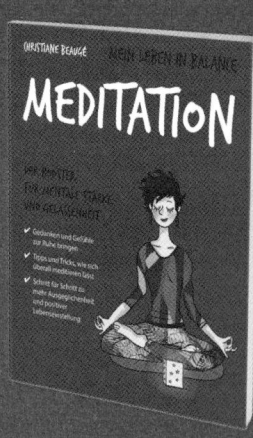